U0235699

结构针灸研究丛书

# 结构针灸

## 解剖基础与刺法精要
## （周围神经分册）

关 玲 编著

人民卫生出版社
·北京·

**图书在版编目（CIP）数据**

结构针灸解剖基础与刺法精要 . 周围神经分册 / 关
玲编著 . —北京：人民卫生出版社，2022.11（2024.4 重印）
（结构针灸研究丛书）

ISBN 978-7-117-33846-2

I.①结… Ⅱ.①关… Ⅲ.①针灸疗法 Ⅳ.
①R245

中国版本图书馆 CIP 数据核字（2022）第 201740 号

| 人卫智网 | www.ipmph.com | 医学教育、学术、考试、健康， |
| | | 购书智慧智能综合服务平台 |
| 人卫官网 | www.pmph.com | 人卫官方资讯发布平台 |

结构针灸研究丛书
结构针灸解剖基础与刺法精要（周围神经分册）
Jiegou Zhenjiu Yanjiu Congshu
Jiegou Zhenjiu Jiepou Jichu yu Cifa Jingyao
（Zhouwei Shenjing Fence）

编　　著：关　玲
出版发行：人民卫生出版社（中继线 010-59780011）
地　　址：北京市朝阳区潘家园南里 19 号
邮　　编：100021
E - mail：pmph @ pmph.com
购书热线：010-59787592　010-59787584　010-65264830
印　　刷：北京顶佳世纪印刷有限公司
经　　销：新华书店
开　　本：710×1000　1/16　印张：14　字数：222 千字
版　　次：2022 年 11 月第 1 版
印　　次：2024 年 4 月第 4 次印刷
标准书号：ISBN 978-7-117-33846-2
定　　价：168.00 元
打击盗版举报电话：010-59787491　E-mail：WQ @ pmph.com
质量问题联系电话：010-59787234　E-mail：zhiliang @ pmph.com
数字融合服务电话：4001118166　E-mail：zengzhi @ pmph.com

# 编著者简介

　　**关玲**,医学博士,中国人民解放军总医院中医医学部针灸科主任,主任医师、教授、博士研究生导师。

　　【**主研方向**】结构针灸、筋膜手法。

　　【**学术任职**】中国针灸学会结构针灸专业委员会学术委员会主任委员,中国中医药研究促进会非药物疗法分会会长,解放军中医药学会针灸专业委员会主任委员。

　　【**出版专著**】与谢锡亮先生合著:《针灸基本功》;主编:《结构针灸刺法经验》《谢锡亮划经点穴》(DVD);主译:《解剖列车:徒手与动作治疗的肌筋膜经线》《运动筋膜学》《筋膜手法治疗内部功能失调》《筋膜手法治疗骨骼肌肉疼痛》《筋膜手法:实践操作》《触诊大全》等。

# 让结构针灸被更多人理解和接受

中国针灸学会会长　世界针灸学会联合会主席　刘保延

很高兴能看到结构针灸的又一力作!

中医药是古代科学的瑰宝,凝聚着中华民族传统文化的精华,目前中医针灸振兴发展迎来了天时、地利、人和的大好时期。近年来,针灸研究成果陆续发表在 *Nature*、*JAMA*、*BMJ*、*Ann Intern Med* 等国际顶级期刊,针灸干预的靶器官、刺激量和起效机制愈加清晰,治疗选穴、针刺手法更加精细,针灸已经逐步走入主流医学体系,中国在针灸临床研究中发挥了很好的引导作用。当今,针灸已经成为国际上使用最为广泛的传统医学,在国际化的同时,针灸的"本土化""类针灸"也得到快速发展,许多新的理念、新的方法不断涌现,但总体看来,无论理论基础还是刺灸方法,仍然没有突破传统的框架,呈现出的是多学科介入、一脉相承、蓬勃发展的景象。这也给针灸发源地的同仁们提出了新的、更高的要求,回归本源、基于临床、吸纳新知,使针灸的理论、方法不断得到完善和更新,满足针灸国际发展的需求。

"结构针灸"的出现是传承精华、守正创新的结果。

"结构针灸"将针灸自古以来的结构理念与现代解剖学、生理学、病理学有机结合,给针灸"经脉""经筋""腧穴"等理论赋予了新的内涵,使针灸在相关疾病治疗中,腧穴定位更加准确、针对性更强,刺激方法、刺激手法更加精细到位,针灸的疗效得到明显提升。正由于此,"结构针灸"一经提出,就得到了大家高度重视,被越来越多的专家所应用。中国针灸学会为了推动此方法的深入研究和广泛应用,也及时成立了"结构针灸专业委员会",搭建起学术争鸣、交流和促进发展的平台,推动此科研共同体的快速、健康发展。

关玲教授作为"结构针灸"的先行者,无论在理论基础研究,还是临床实践等方面,都积累了丰富的经验,为结构针灸的发展倾注了大量心血。本次出版的力作,是关玲教授及其团队长期基础研究和临床经验的凝练和展示,必将为针灸疗效的提升,以及人们对结构针灸的理解和接受提供支撑。有幸能先睹为快,并结合自己对针灸及结构针灸的认识和体会为此序言。

希望关玲教授和针灸界的同仁们共同努力,继续淬炼内功,充分发掘和整理古代针灸原创知识,加强中西医优势互补,整合现代科学有关人体结构与功能的认识,充分利用数据科学技术给针灸赋能,为针灸在全球范围内安全有效地使用,为说明白、讲清楚针灸疗效提供坚实的科学基础。

期待未来能看到更多结构针灸的优秀作品!

刘保延

**2022 年 6 月 1 日于中国中医科学院**

# 前　言

结构针灸是"说明白,讲清楚"中医作用的一种尝试,是以解剖结构为切入点,结合现代医学知识,从解剖、生理、病理、生物力学的角度来理解针灸理论,解读穴位主治,确定刺激方法,构建针灸治疗。

结构针灸的刺激部位包括皮肤、筋膜、肌肉、神经、血管和脏器等。为了方便广大针灸工作者和相关医务人员学习参考,现将相关的基础知识及其刺法分册整理。

针灸是一门研究人体调控的学科,其调控的目标、调控的途径都离不开周围神经系统的感觉、反馈和控制。周围神经包括感觉神经、运动神经和自主神经系统,其中针对末梢感受器的针灸刺激将列入其他分册,本分册重点整理了神经干针刺的相关知识。虽然视神经不属于周围神经,但为方便整理,也纳入本册内容。

神经干刺激疗法古已有之,很多传统腧穴与神经干的部位重合,有些经典刺法就是刺激神经,例如刺环跳穴、刺八髎穴等。现代更是有很多医生发展和应用了神经干刺法,也有相关专著出版。本书在既往文献的基础上,结合作者的临床经验,收集整理了与针灸相关的周围神经解剖基础知识,并较为详细地整理了针刺要领,配以解剖透视图。在图书的编撰过程中,还参考了很多前人的总结和应用经验,在此对前辈们的积极探索和无私奉献表示感谢。特别是1973年湖北省宜昌医学专科学校编著的《神经干疗法解剖学基础》,现在看来,仍有很大的参考价值,我也深深感佩于作者理念的先进和编写的严谨。本书的主体内容来自一些经典的教材和书籍,作者的一些个人见解特地做了标注,此外还附加了一些讲解视频,供读者参考。

　　本书编写过程中得到了柳健、齐伟、钱心如、徐高磊、黄鹏、路桂军、赵国利、叶攀、郭凯凯等专家的无私指导,章荣杰还为本书定制了解剖软件,我的学生李英做了部分资料整理工作,黄宗跃、李东尧参与了插图制作,我的同学,北京丰台医院疼痛科的王平副主任医师,既有针灸基础,又有神经阻滞的丰富经验,为本书进行了审校,在此表示感谢。由于作者的水平有限,书中定有一些缺点或者不足,欢迎读者朋友批评指正。

关　玲

2022 年 5 月

# 目　录

# 上　篇

# 下　篇

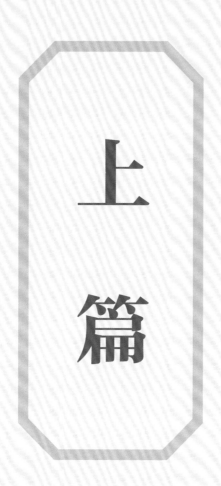

上篇

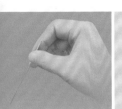

# 第一章
# 总　论

## 一、周围神经系统的区分

神经系统负责着人的意识和感知、思想和行为,并且协调、控制着人体的各个系统器官,使之协作完成统一的生理功能。神经系统在结构和功能上本是一个整体,为了叙述方便,可将其分为中枢神经系统和周围神经系统进行论述。

中枢神经系统由脑、脊髓、视神经和视网膜组成,包含了大量的神经元胞体。周围神经系统是中枢神经系统以外的所有神经组织,它们负责把中枢神经系统和身体各部位之间联系起来。本书主要讨论周围神经系统。

周围神经系统虽然是一个完整的结构系统,但是根据它和中枢神经系统连接的部位,一般将其划分为脑神经和脊神经两大部分:

(1)脑神经:人的脑神经共有 12 对,包括Ⅰ嗅神经、Ⅱ视神经[①]、Ⅲ动眼神经、Ⅳ滑车神经、Ⅴ三叉神经、Ⅵ展神经、Ⅶ面神经、Ⅷ前庭蜗神经、Ⅸ舌咽神经、Ⅹ迷走神经、Ⅺ副神经、Ⅻ舌下神经。它们主要分布于头面部,其中迷走神经还分布到胸腔腹腔的内脏器官。在这 12 对脑神经中,第Ⅰ、Ⅱ、Ⅷ对是感觉神经;第Ⅲ、Ⅳ、Ⅵ、Ⅺ、Ⅻ对是运动神经;第Ⅴ、Ⅶ、Ⅸ、Ⅹ对是混合神经。

(2)脊神经:脊神经连于脊髓,共 31 对,其中颈神经 8 对,胸神经 12 对,腰神经 5 对,骶神经 5 对,尾神经 1 对。

参见图 1-1-1。

---

[①]　在与脑部相连的 12 对脑神经中,11 对属于周围神经,视神经是唯一属于中枢神经的脑神经。

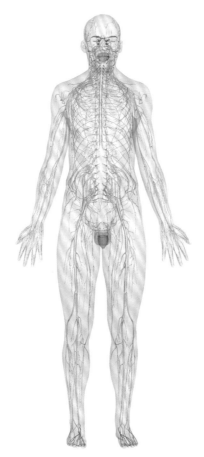

图 1-1-1　周围神经系统示意图

　　周围神经中的不同纤维成分分布于身体的不同部位,根据其末梢分布的部位特点,可将其分为躯体神经和内脏神经两大部分:

　　(1)躯体神经:分布于身体皮肤和骨骼肌。

　　(2)内脏神经:分布于内脏、血管、平滑肌和腺体组织。

　　以上的这 4 个部分并不是绝对独立的,无论是脊神经还是脑神经,都含有躯体神经纤维和内脏神经纤维。但是,为了叙述方便,往往将周围神经系统分三大部分来描述:脑神经、脊神经、内脏神经。

　　从功能上讲,周围神经系统的任何部分都是由传导感觉信号和传导运动信号两大部分组成,因此,脑神经、脊神经和内脏神经均可分为感觉神经和运动神经两大部分:

　　(1)感觉神经:将神经冲动从感受器传向中枢,故又称传入神经。

　　(2)运动神经:将神经冲动自中枢传向周围,故又称传出神经。其中,内脏神经的传出神经(内脏运动神经)所支配效应器的活动不受人的主观意志控制,故又称为自主神经系统。根据其形态学特点及对效应器的不同作用,又可分为交感神经和副交感神经。参见图1-1-2。

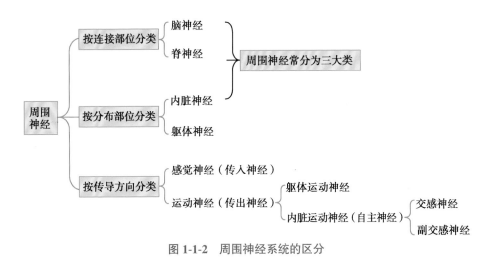

图 1-1-2　周围神经系统的区分

# 二、周围神经的组成和生理要点

　　神经系统主要由神经组织构成,神经组织主要有两种细胞成分,即神经细胞(或称神经元)和神经胶质细胞(或称神经胶质)。

## (一) 神经元

　　神经元是神经系统最基本的结构和功能单位,由胞体和突起两部分构成(见图1-2-1)。

　　胞体是神经元的代谢中心,含有细胞核、尼氏体、神经原纤维等。胞体发出两种突起:

　　(1)树突:短而分支多,一般位于胞体附近,结构大致与胞体相似。

　　(2)轴突:长而分枝少。轴突除分出侧支外,其末端形成树枝样的神经末梢,分布于某些组织器官内,形成各种神经末梢装置:感觉神经末梢形成各种感受器;运动神经末梢分布于骨骼肌肉,形成运动终板,又称神经肌肉接头。

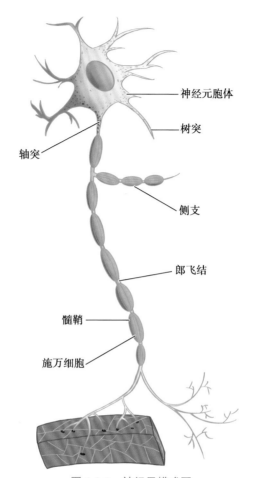

神经元胞体

树突

轴突

侧支

郎飞结

髓鞘

施万细胞

图 1-2-1 神经元模式图

轴突内的细胞质称为轴浆,和胞体的胞质相连通,具有不断的流动性,称为轴浆流。轴浆流将细胞体合成的蛋白质和大分子运输到轴突末梢,或将末梢的物质运送到胞体,这种现象称为轴突运输。轴突的主要功能是传导由细胞体发出的冲动,将其传递给其他神经元或者细胞。

依据神经元的功能和传导方向,可将神经元分为:

(1)感觉神经元:又称传入神经元,将内、外环境的各种刺激传向中枢部位。

(2)运动神经元:又称传出神经元,将冲动自中枢部位传向身体各部。

(3)联络神经元:又称中间神经元,是在中枢部位位于感觉和运动神经元之间的多级神经元,数量巨大,占神经元总数的99%。

根据神经元合成分泌化学递质的不同,可将神经元分为:

（1）胆碱能神经元：分泌乙酰胆碱。

（2）单胺能神经元：分泌去甲肾上腺素、肾上腺素、多巴胺、5- 羟色胺等。

（3）氨基酸能神经元：分泌 γ- 氨基丁酸、谷氨酸等。

（4）肽能神经元：分泌 P 物质、脑啡肽等。

### （二）神经纤维

神经元较长的突起外面被髓鞘和神经膜包裹，称为神经纤维。若被髓鞘和神经膜共同包裹，称为有髓纤维。若仅被神经膜包裹，称为无髓纤维。周围神经的髓鞘由施万细胞环绕轴突形成，中枢神经系统的髓鞘由少突胶质细胞形成。髓鞘呈节段状包绕在轴突的外面，在相邻节段间的区域称为郎飞结，该处轴突裸露。神经冲动在有髓纤维中是以跳跃的方式传导。神经纤维的传导速度与髓鞘的厚薄、神经纤维的粗细呈正比，即神经纤维越粗，髓鞘越厚，其传导电信号的速度就越快。

根据纤维的直径传导速度和功能，可分为以下 3 类：

**1. A 类神经纤维**　传导速度很快，功能是本体感觉传入和躯体性传出。这类神经纤维对抗损伤的能力很低，损伤后恢复较慢。A 类神经纤维再细分为 α、β、γ、δ 4 种亚型，其中 Aα 神经纤维最粗，传导速度最快。

**2. B 类神经纤维**　传导速度慢，功能是内脏感觉传入、内脏运动的节前传出。这类神经纤维对抗损伤的能力稍强，损伤后易恢复。

**3. C 类神经纤维**　最细、传导速度最慢，无髓鞘，有温度感受器、伤害感受器和内感受器功能，包括对慢性灼痛和内脏痛的感知功能，这类神经纤维由于恢复过程中不生成髓鞘，所以再生较快，受损伤后很易恢复。

### （三）感受器

感觉神经纤维的末梢和感受器相连。在正常情况下，一种感受器只对某一特异的刺激敏感。有的结构非常简单，仅仅是感觉神经的游离末梢，例如痛觉感受器；有的则较为复杂，除了感觉神经末梢外，还有由数层结构共同形成的末梢器官，如接受触觉、压觉等刺激的触觉小体、环层小体等。有的更为复杂，形成了感觉器官，如眼、耳等。

根据感受器的所在部位、接受刺激的来源和特化的程度，可以分为 3 类：

**1. 外感受器**　分布于皮肤、黏膜、眼、耳等处，感受来自外界环境的刺激，如痛觉、温觉、触觉、压觉、光波和声波等物理化学刺激。

**2. 内感受器** 分布于内脏器官和心血管等处,接受体内环境的物理和化学刺激,如渗透压、压力、温度、离子和化合物浓度的变化等。

**3. 本体感受器** 分布在肌、肌腱、关节和内耳的位觉器等处,接受机体运动和平衡变化时所产生的刺激。

### (四) 神经节

神经节是功能相同的神经元胞体在中枢以外的某些特定部位集合而成的结节状结构。它们存在于脊神经的后根、脑神经(Ⅴ、Ⅶ、Ⅸ、Ⅷ、Ⅹ)的感觉神经根以及自主神经系统中,外有纤维结缔组织囊包裹。自主神经的神经节分为3种:

**1. 链节** 分列脊柱两旁,各节之间以神经束相连组成交感神经链。

**2. 侧节** 列于脊柱之前及主动脉周围,如腹腔神经节、肠系膜神经节等。

**3. 终节** 位于其所支配的器官附近或在器官壁之中。

### (五) 神经胶质细胞

神经胶质细胞是神经组织中的另一类主要细胞,其数量是神经细胞的数十倍,可分为中枢神经系统胶质细胞和周围神经系统胶质细胞。前者包括星形胶质细胞、少突胶质细胞、小胶质细胞、室管膜细胞等;后者包括施万细胞和卫星细胞等。

传统观点认为神经胶质细胞是神经系统的辅助细胞,主要对神经元起支持、营养、保护和修复的作用。近年来发现,其在神经系统中所起的作用不亚于神经细胞。很多神经系统的复杂功能是由神经细胞和神经胶质细胞共同完成的。

### (六) 神经的结缔组织

结缔组织包绕神经纤维形成神经内膜,许多条神经纤维集合成束,其外又被结缔组织包绕,称为神经束膜。多条神经束集中构成神经,其外包绕一层致密的结缔组织称为神经外膜。这些结缔组织构成了神经的支架,同时也是神经营养和代谢的屏障。参见图 1-2-2。

### (七) 神经的血管

周围神经有两套分开的、功能独立的血管系统:一个外来系统(区域性营养血管和神经外膜血管)和一个固有系统(神经内膜内纵行的微血管)。

**1. 外来系统** 来源于邻近组织,沿着神经外膜纵向排列,发出分支穿过外膜至束膜间,最后到达神经内膜,完成神经纤维的血供。

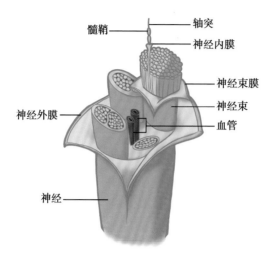

图 1-2-2　神经的结缔组织示意图

**2. 固有系统**　是神经内膜内纵行的微血管。

两个系统之间有丰富的吻合支。这种独特的血管模式使得周围神经对局部缺血具有高度耐受性。参见图 1-2-3。

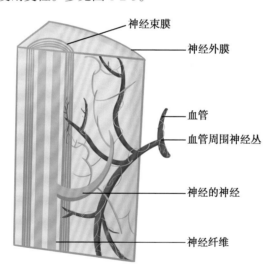

图 1-2-3　神经的血管、神经示意图

## （八）神经的神经

在神经外膜中有神经组织的存在，这些神经的神经也被称为神经鞘神经。神经鞘神经可以保证神经内在的敏感性，调控外来机械刺激和自身的营养代谢,并调控神经外膜上血管的收缩和舒张。参见图 1-2-3。

### (九) 神经的机械特性

神经具有适应外力的特性。当神经遭受牵拉型外力时,不但可以在其通过的路径(管道)内滑动,还能以形变的方式适应,即使被过度拉扯也不会断裂。但是,对压迫型外力的适应性差,即使力量很小的压迫,也易对神经造成伤害。压迫型外力又分急性嵌顿和慢性压迫,前者伤害更大。

### (十) 脊神经

周围神经系统与脊髓相连的神经称为脊神经。脊神经将来自躯干和四肢的感觉信息向中枢系统传递,并接受来自中枢系统对躯干和四肢的调控活动。

脊神经有 31 对,包括颈神经 8 对、胸神经 12 对、腰神经 5 对、骶神经 5 对和尾神经 1 对,每一对脊神经由前根和后根在椎间孔处合成。

**1. 前根和后根**

(1)前根:前根由脊髓前角运动神经元的轴突及侧角的交感神经元或副交感神经元的轴突组成。纤维随着脊神经分布到骨骼肌、心肌、平滑肌和腺体,支配肌肉收缩和腺体的分泌。

(2)后根:后根上有脊神经节,是传入神经元细胞体聚集处。后根由感觉神经元的轴突组成,其末梢分布全身各处,能感受各种刺激。

脊神经是混合神经,典型的脊神经含有四种纤维成分:躯体运动纤维、躯体感觉纤维、内脏运动纤维和内脏感觉纤维。

**2. 脊神经分支** 脊神经通过相应的椎间孔由椎管穿出,随即分为:

(1)前支(腹支):粗大,分布于躯干前、外侧和四肢的肌肉及皮肤。其中除第 2~11 对胸神经前支沿肋间分布外,其余神经的前支都先交织成丛(颈丛、臂丛、腰丛和骶丛),再由丛发出分支分布于所支配的区域。

(2)后支(背支):较细小,分布于项、背、腰、骶和臀部的深层肌及枕、项、背、腰、骶和臀部的皮肤。

(3)脊膜支(窦椎神经):在脊神经分出前支和后支之前分出,有交感神经的分支加入,经椎间孔返回椎管。分布于脊膜、椎间盘的纤维环、椎骨的骨膜和韧带及脊髓的血管,亦从椎管内分布于椎间关节的关节囊。它是椎管内无菌性炎症、化学性或机械性损害时引起颈肩腰痛的传导系统。

(4)交通支:每一个交感干的神经节与相应的脊神经之间均有交通支相

连。交通支分白交通支和灰交通支。白交通支主要由来自胸 1~腰 3 节段侧角的中间外侧核神经元发出的有髓鞘的节前纤维组成,故白交通支只存在于胸 1~腰 3 各脊神经的前支与相应的交感干神经节之间。灰交通支由交感干神经节细胞发出的节后纤维组成,多无髓鞘,连于交感干与 31 对脊神经前支之间。参见图 1-2-4。

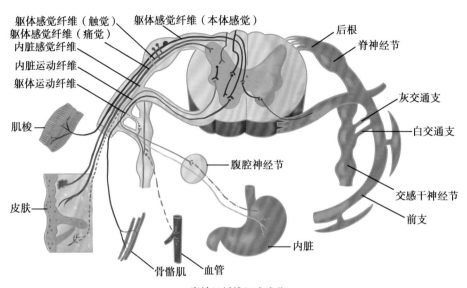

躯体感觉纤维（触觉）　躯体感觉纤维（本体感觉）
躯体感觉纤维（痛觉）
内脏感觉纤维
内脏运动纤维
躯体运动纤维
肌梭
皮肤
后根
脊神经节
灰交通支
白交通支
腹腔神经节
交感干神经节
前支
骨骼肌　血管
内脏

A. 脊神经纤维组成成分

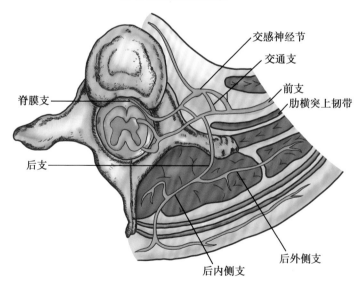

脊膜支
后支
交感神经节
交通支
前支
肋横突上韧带
后内侧支
后外侧支

B. 脊神经走行横断面观

图 1-2-4　脊神经分支示意图

**3. 脊神经根与椎间孔的关系** 第 1 颈神经干经过寰椎和枕骨之间出椎管,第 2~7 颈神经干经过同序数颈椎上方的椎间孔穿出,第 8 颈神经干经过第 7 颈椎下方的椎间孔穿出,12 对胸神经干和 5 对腰神经干都经过同序数椎体下方的椎间孔穿出,第 1~4 骶神经前支、后支由同序数骶前孔、骶后孔穿出,第 5 骶神经和尾神经经过骶管裂孔穿出。

**4. 脊髓节段和椎体的对应关系** 31 对脊神经对应的脊髓可分为 31 个节段:即颈髓(C)8 个节段、胸髓(T)12 个节段、腰髓(L)5 个节段、骶髓(S)5 个节段和尾髓(Co)1 个节段。成人上颈髓节段($C_1$~$C_4$)大致平对同序数椎骨,下颈髓节段($C_5$~$C_8$)和上胸髓节段($T_1$~$T_4$)约平对同序数椎骨的上 1 块椎骨,中胸髓节段($T_5$~$T_8$)约平对同序数椎骨的上 2 块椎骨,下胸髓节段($T_9$~$T_{12}$)约平对同序数椎骨的上 3 块椎骨,腰髓节段约平对第 10~12 胸椎,骶髓、尾髓节段约平对第 1 腰椎。了解脊髓节段与椎骨的对应高度,对判断脊髓损伤的平面及手术定位,具有重要的临床意义(参见表 1-2-1、图 1-2-5)。

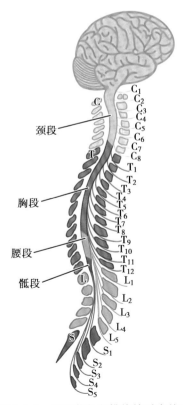

**图 1-2-5 脊髓节段和椎体的对应关系**

表 1-2-1　脊髓节段和椎体的对应关系

| 脊髓节段 | 平对椎骨的序数 | 举例 |
| --- | --- | --- |
| $C_1$~$C_4$ | 同序数椎骨 | $C_3$ 平对第 3 颈椎 |
| $C_5$~$T_4$ | 同序数椎骨 -1 | $T_2$ 平对第 1 胸椎 |
| $T_5$~$T_8$ | 同序数椎骨 -2 | $T_6$ 平对第 4 胸椎 |
| $T_9$~$T_{12}$ | 同序数椎骨 -3 | $T_{11}$ 平对第 8 胸椎 |
| $L_1$~$L_5$ | 第 10~12 胸椎 | $L_1$ 平对第 10 胸椎 |
| $S_1$~$S_5$,$Co_1$ | 第 1 腰椎 | $S_1$ 平对第 1 腰椎 |

# 三、周围神经损伤的病理要点

## （一）周围神经损伤的常见原因

**1. 内源性神经损伤**　指周围神经的某些部位,由于炎症、中毒、缺血、营养缺乏、代谢障碍等引起的病变。

**2. 外源性神经损伤**

（1）外部作用损伤:如挤压伤、牵拉伤、挫伤、切割伤、火器伤、医源性损伤等。

（2）神经卡压损伤:神经在穿行于骨纤维管时,或穿过深筋膜、肌肉等组织时发生的卡压损伤。神经卡压可分为急性卡压和慢性卡压。

急性卡压会造成神经内血管的循环障碍而影响神经的功能,同时也会损伤神经的结构。

慢性卡压会导致神经外膜增厚、神经脱髓鞘,甚至变性(又称继发性变性,是指神经轴突损伤后,由于轴浆运输被阻断,远端发生的轴突坏死、髓鞘分解消失和神经鞘膜增生等一系列退变和细胞吞噬过程)。

神经多处卡压综合征是指神经在走行过程中受到多处卡压,每处压迫均不足以产生症状,或者仅为轻微症状,而它们加起来可以出现相对严重的神经卡压症状。因此,非常有必要了解神经在走行过程中易卡压部位及其定点。

## （二）周围神经损伤后的病理

周围神经损伤时主要表现为 3 种病理形式:

**1. 沃勒变性**　周围神经纤维的轴突损伤和断裂,阻断了轴浆流的营养作用,使纤维远端的轴突和髓鞘变性。髓鞘和轴突碎裂成小片被施万细胞或巨噬细胞吞噬;断裂神经近端的变性损伤有限。神经细胞胞体肿大,胞核移向边缘,尼氏体溶解。一般周围神经断裂约 3 个月,远端的髓鞘和神经纤维将完全消失。

**2. 轴突变性**　是常见的周围神经病理改变,由多种原因(如维生素缺乏、中毒、代谢营养障碍、感染等)引起。胞体蛋白质合成障碍或轴浆运输阻滞使远端的轴突得不到必要的营养,出现轴突的变性,继而髓鞘碎裂,若向远端蔓延,则可导致运动终板变性。

**3. 节段性脱髓鞘**　髓鞘破坏而轴突相对保存的病变称为脱髓鞘。病理上表现为神经纤维有长短不等的节段性髓鞘破坏,施万细胞增殖。在脱髓鞘性神经病时,病变可不规则地分布在周围神经的远端及近端,但长的纤维比短的更易于受损而发生传导阻滞,因此临床上运动和感觉障碍以四肢远端为重。

（三）周围神经损伤后的再生

神经纤维在受到损伤后的第 2~3 周,该神经元胞体及其纤维会出现结构和功能的修复,称为神经纤维的再生。主要表现为:①轴突离断;②轴突再生;③神经肌肉交界的调整(图 1-3-1)。

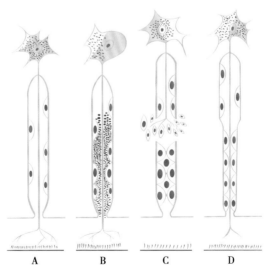

A. 正常神经纤维；B. 神经纤维断离,远端及近端的一部分髓鞘及轴突崩解；C. 神经膜细胞增生,轴突生长；D. 神经轴突达末端,多余部分消失。

图 1-3-1　神经再生示意图

### （四）周围神经损伤后的功能障碍

**1. 运动功能障碍**　完全损伤表现为受损神经支配区的肌肉主动运动消失，呈弛缓性瘫痪，肌张力降低或消失，肌肉萎缩，关节功能活动障碍等，如桡神经损伤的垂腕、尺神经损伤的爪形手。不完全损伤有时仅表现为肌力的力量减退。

**2. 感觉功能障碍**　由于传入纤维受损，表现出痛、触、温觉、本体觉的减退或缺失，或疼痛、感觉过敏、牵涉痛等。

参见表 1-3-1。

表 1-3-1　感觉神经和运动神经损伤的表现

| 神经类型 | 损伤后表现 |
| --- | --- |
| 运动神经 | 肌力下降<br>肌肉瘫痪 |
| 感觉神经 | 感觉减少：感觉减退、感觉缺失<br>感觉增加：疼痛、感觉过敏、牵涉痛等 |

**3. 关节功能障碍**　周围神经损伤后关节周围肌肉的瘫痪和 / 或无力会导致关节无力、失稳、水肿和废用，还会导致关节囊和韧带的无力，使关节产生过度活动，继之又使关节更易脱位，损伤关节表面，破坏关节的完整性。负重关节的异常生物力学与拮抗肌的反向牵拉，还会导致关节畸形。

**4. 反射障碍**　深浅反射均减弱或消失。

**5. 自主神经功能障碍**　受损神经支配区的皮肤早期血管扩张而温度升高，皮肤光润、发红或发绀；后期因血管收缩而温度降低，皮肤苍白、萎缩、发亮、变薄，汗腺停止分泌，皮肤干燥、指（趾）甲粗糙脆裂等。

### （五）周围神经相关的疼痛表现

**1. 根据疼痛来源分**

（1）伤害性疼痛：源于真实存在的、具有威胁的、非神经组织的损害，例如外伤疼痛、炎性刺激疼痛。其中，炎性刺激导致的疼痛发作特点为：①机械性炎性刺激，特点是运动、劳累后加重。②代谢性炎性刺激，特点是休息后加重，也叫静息痛。肿瘤的疼痛两种都有。

（2）神经病理性疼痛：由躯体感觉神经系统的损伤或疾病而直接造成的疼

痛,也就是神经本身的问题导致。

**2. 根据疼痛特点分**

(1)感觉型:特点为"烧灼、刺痛、麻木、电击般、烧烫般、割裂般(范围明确)",变换姿势一般不会减轻或加重疼痛,疼痛的位置通常按照神经根或外周神经分布。

(2)运动型:也称为肌病变型,特点为"钝痛(范围模糊)、酸痛、深部、持久、可能偶尔如割裂般(范围明确)",在做动作时,症状会加重,通常疼痛分布在明确的肌肉(群),且由单一神经根或外周神经支配。

**3. 根据疼痛部位分**

(1)局部痛:病变的局部产生的疼痛。

(2)牵涉痛:某一部位的损害,有时表现在同一神经根支配的较远处的皮节、肌节或骨节疼痛,称为"牵涉痛"。例如心肌缺血或梗死常感到心前区、左肩、左臂尺侧或左颈部体表发生疼痛。根性痛或放射痛是牵涉痛的一个类型,是由于脊神经或者神经根直接受累引起的皮节、肌节、骨节的疼痛。

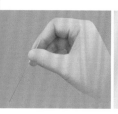

# 第二章
# 周围神经的查体诊断要点

周围神经查体主要检查 3 个方面：运动功能、感觉改变和腱反射，根据神经分布来推断病变部位。必要时可加肌电图来做精确的诊断和评价。

## 一、脑神经查体要点

可根据表 2-1-1 推断损伤的神经。

表 2-1-1　脑神经分布和损伤症状简表

| 顺序及名称 | 性质 | 成分 | 分布 | 损伤症状 | 进出颅腔部位 |
|---|---|---|---|---|---|
| Ⅰ 嗅神经 | 感觉性 | 特殊内脏感觉纤维 | 鼻腔嗅黏膜 | 嗅觉障碍 | 筛孔 |
| Ⅱ 视神经 | 感觉性 | 特殊躯体感觉纤维 | 眼球视网膜 | 视觉障碍 | 视神经管 |
| Ⅲ 动眼神经 | 运动性 | 一般躯体运动纤维 | 上、下、内直肌,下斜肌,上睑提肌 | 眼外斜视,上睑下垂 | 眶上裂 |
|  |  | 一般内脏运动(副交感)纤维 | 瞳孔括约肌,睫状肌 | 对光及调节反射消失 |  |
| Ⅳ 滑车神经 | 运动性 | 一般躯体运动纤维 | 上斜肌 | 眼不能外下斜视 | 眶上裂 |
| Ⅴ 三叉神经 | 混合性 | 一般躯体感觉纤维 | 头面部皮肤,眼及眶内,口腔、鼻腔、鼻窦旁的黏膜,牙和脑膜 | 前述区域的疼痛和感觉障碍 | 第 1 支眼神经经眶上裂第 2 支上颌神经经圆孔第 3 支下颌神经经卵圆孔 |
|  |  | 特殊内脏运动纤维 | 咀嚼肌,鼓膜张肌,腭帆张肌 | 咀嚼肌瘫痪 |  |

续表

| 顺序及名称 | 性质 | 成分 | 分布 | 损伤症状 | 进出颅腔部位 |
|---|---|---|---|---|---|
| Ⅵ展神经 | 运动性 | 一般躯体运动纤维 | 外直肌 | 眼内斜视 | 眶上裂 |
| Ⅶ面神经 | 混合性 | 一般躯体感觉纤维 | 耳部皮肤 | 耳部皮肤感觉减退 | 内耳门→茎乳孔 |
| | | 特殊内脏运动纤维 | 面部表情肌、颈阔肌、茎突舌骨肌、二腹肌后腹 | 额纹消失、眼睑不能闭合、口角喝向健侧、鼻唇沟变浅 | |
| | | 一般内脏运动纤维 | 泪腺、下颌下腺、舌下腺及鼻腔和腭部的黏膜腺 | 分泌障碍 | |
| | | 特殊内脏感觉纤维 | 舌前 2/3 味蕾 | 味觉障碍 | |
| Ⅷ前庭蜗神经 | 感觉性 | 特殊躯体感觉纤维 | 平衡器的半规管、壶腹嵴、球囊斑和椭圆囊斑 | 眩晕、眼球震颤等 | 内耳门 |
| | | 特殊躯体感觉纤维 | 耳蜗螺旋器 | 听力障碍 | |
| Ⅸ舌咽神经 | 混合性 | 特殊内脏运动纤维 | 茎突咽肌 | | 颈静脉孔 |
| | | 一般内脏运动(副交感)纤维 | 腮腺 | 唾液分泌减少 | |
| | | 一般内脏感觉纤维 | 咽、鼓室、咽鼓管、扁桃体、悬雍垂和舌后 1/3 的黏膜、颈动脉窦、颈动脉小球 | 咽后与舌后 1/3 感觉障碍、咽反射消失 | |
| | | 特殊内脏感觉纤维 | 舌后 1/3 味蕾 | 舌后 1/3 味觉丧失 | |
| | | 一般躯体感觉纤维 | 耳后皮肤 | | |

续表

| 顺序及名称 | 性质 | 成分 | 分布 | 损伤症状 | 进出颅腔部位 |
|---|---|---|---|---|---|
| X 迷走神经 | 混合性 | 一般内脏运动(副交感)纤维 | 颈部、胸腔、腹腔大部分脏器的平滑肌、心肌和腺体 | 心动过速、内脏运动障碍 | 颈静脉孔 |
| | | 特殊内脏运动纤维 | 软腭和咽喉肌 | 发声、软腭运动和吞咽障碍 | |
| | | 一般内脏感觉纤维 | 颈部、胸腔、腹腔脏器、咽喉黏膜 | | |
| | | 一般躯体感觉纤维 | 硬脑膜、耳郭后面及外耳道皮肤 | | |
| XI 副神经 | 运动性 | 特殊内脏运动纤维 | 咽喉肌、胸锁乳突肌、斜方肌 | 胸锁乳突肌瘫痪,出现头不能向患侧侧屈,面部不能转向对侧;斜方肌瘫痪,出现患侧肩胛骨下垂、提肩无力 | 颈静脉孔 |
| XII 舌下神经 | 运动性 | 一般躯体运动纤维 | 舌内肌和大部分舌外肌 | 舌肌瘫痪、萎缩,伸舌时舌尖偏向患侧 | 舌下神经管 |

## 二、脊神经查体要点

脊神经损伤可以表现为肌力减弱、感觉减退和反射异常。下文中颈用 C 代表,胸用 T 代表,腰用 L 代表,骶用 S 代表,尾用 $C_o$ 代表。由于 $C_1$ 到 $C_4$ 的定位诊断非常困难,我们将从 $C_5$ 神经开始介绍每一根神经。

### (一) 运动功能检查要点

运动功能的检查有主动收缩和抗阻收缩,应同时检查双侧,并做双侧对比。抗阻收缩检查时,检查者所施加的阻力应该持续而稳定,不能短暂、急促。由于大部分关节的肌肉并不是由单一神经独立支配,因此只要较对侧轻微减弱即提示病变。肌力分为 0~5 级。

常见肌力检查和对应的神经节段见表 2-2-1。

表 2-2-1　肌力检查和对应的神经节段

| | 肌肉 | 动作 | 神经 | 备注 |
|---|---|---|---|---|
| 上肢 | 三角肌 | 外展肩 | $C_5$ | 三角肌几乎全部由 $C_5$ 神经根支配 |
| | 肱二头肌 | 屈肘 | $C_5$, $C_6$ | 肱二头肌由 $C_5$ 和 $C_6$ 神经根共同支配,因此肌力检查可能会因为两个神经根的重叠效应而显得较为模糊 |
| | 肱三头肌 | 伸肘 | $C_7$ | |
| | 腕伸肌群 | 伸腕 | $C_6$ | 伸腕的主要肌肉桡侧腕伸肌是由 $C_6$ 神经根支配,次要肌肉尺侧腕伸肌主要由 $C_7$ 神经根支配 |
| | 腕屈肌群 | 屈腕 | $C_7$ | 屈腕的主要肌肉桡侧腕屈肌是由 $C_7$ 神经根支配,次要肌肉尺侧腕屈肌主要由 $C_8$ 神经根支配 |
| | 指伸肌群 | 伸指 | $C_7$ | |
| | 指屈肌群 | 屈指 | $C_8$ | |
| | 骨间肌群 | 指内收、外展 | $T_1$ | |
| 下肢 | 腹直肌 | 卷腹 | $T_5$~$T_{12}$ | |
| | 髂腰肌 | 屈髋 | $T_{12}$~$L_3$ | $T_{12}$~$L_3$ 没有针对每一神经根的特殊肌力检查,但是因为有独立的感觉支配区,因此感觉检查比肌力检查更能准确地评估损伤神经 |
| | 股四头肌 | 伸膝 | $L_2$~$L_4$ | |
| | 髋内收肌群 | 内收髋 | $L_2$~$L_4$ | |
| | 胫骨前肌 | 踝背伸 | $L_4$ | |
| | 趾伸肌群 | 趾背伸 | $L_5$ | |
| | 腓骨长、短肌 | 踝外翻 | $S_1$ | |
| | 小腿三头肌 | 提踵 | $S_1$, $S_2$ | 由于患者小腿三头肌的力量远大于检查者手臂的力量,因此检查该肌群时,可以嘱患者提踵行走 |

视频 2-2-1
肌力检查示教

## （二）感觉功能检查要点

感觉功能主要检查痛、触、温觉。痛、温觉在脊髓中通过脊髓丘脑侧束传导，而触觉则通过脊髓丘脑前束传导。神经根损伤恢复的过程中，先是痛觉恢复，然后才是轻触觉恢复。因此，这两种感觉需要分开检查：轻触觉采用棉签；痛觉检查时采用细针或者滚轮，轻柔地针刺皮肤，动作连续，但不能太快。一旦发现感觉异常区域，需要从感觉减退区向感觉正常区重复检查，以精确定位。

图 2-2-1 示意了体表神经分布区，打点处为常用的检查点。

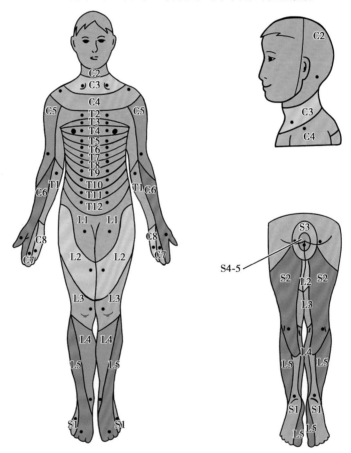

**图 2-2-1　体表神经分布区和常用的感觉检查点**

视频 2-2-2
感觉检查示教

### (三) 反射检查要点

牵张反射弧由具有牵张能力的效应器(肌梭)、传入神经纤维(轴突)、脊髓突触、传出神经纤维、肌肉组成。从脑部发出的上运动神经元的神经冲动对反射有调节作用。一般来说,阻断基本反射弧会导致反射消失,神经根压迫会导致反射减弱,阻断上运动神经元的调节控制会导致反射亢进。

反射检查时,患者应当放松,检查者用叩诊锤在相应肌腱上叩击。反射检查的结果分为反射正常、反射亢进和反射减退。反射检查需双侧肢体同时进行,相互对比,从而更准确地判断反射异常是个体差异还是因病理改变引起。反射分为 0 到 4+ 级。表 2-2-2 为常用的反射检查和对应的神经节段。

表 2-2-2　反射检查和对应的神经节段

| 神经 | $C_{5~6}$,肌皮神经 | $C_{5~8}$,桡神经 | $C_{6~7}$,桡神经 | $L_{2~4}$,股神经 | $S_{1~2}$,胫神经 |
| --- | --- | --- | --- | --- | --- |
| 反射 | 肱二头肌反射 | 桡骨膜反射 | 肱三头肌反射 | 膝反射 | 踝反射 |

视频 2-2-3
反射检查示教

## 三、常见脊神经相关疼痛的症状分析

以下内容为作者结合相关专家的经验编制而成,但是脊神经疼痛的表现因人而异,千人千面,临床还需结合查体、影像、发病的诱因、工作性质、运动习惯等全面考量。脊柱的椎间盘破裂时症状更加不确定。

脊神经的前支组成颈丛、臂丛、腰丛、骶丛,它们支配上肢和下肢。因此,前支发生病变会引起上、下肢的放射性疼痛。反之,如果没有上肢和下肢的疼痛和肌力减退,就排除了前支的病变。

脊神经的后支一般分布于脊柱附近的皮肤和肌肉。因此,脊神经的后支的病变一般不伴随上下肢放射性疼痛。虽然有些患者的臀上皮神经卡压表现为类似坐骨神经疼痛的症状,但是疼痛一般不过膝盖。

具体症状表现参见表 2-3-1~ 表 2-3-3。

表 2-3-1 脊神经前支、后支的疼痛表现

| 疼痛表现 | | 神经定位 |
|---|---|---|
| 颈(腰)痛 | 上(下)肢痛 | |
| ☑ | ☑ | 脊神经前支 |
| ☑ | | 脊神经后支 |
| | ☑ | 脊神经前支 |

表 2-3-2 颈椎相关的疼痛分析 [①]

| | 病因病理 | 影响部位 | 疼痛特点 | 疼痛变化 |
|---|---|---|---|---|
| 脊髓型颈椎病 | 颈椎间盘向正后突出、脊髓前动脉综合征、发育性颈椎椎管狭窄 | 刺激、压迫或损伤脊髓 | 四肢麻木无力、走路失稳、踩棉花感、束带感,以上症状进行性加重 | 头颈部运动(低头、仰头、旋转)时加重 |
| 神经根型颈椎病 | 颈椎间盘向后外侧突出、椎间孔狭窄、钩椎关节增生 | 刺激、压迫或损伤神经根 | 单支神经根支配区疼痛或麻木、无力、肌肉萎缩 | 静息痛,夜间加重 |
| 前中斜角肌综合征 | 前中斜角肌间隙狭窄 | 刺激、压迫臂丛 | 多支神经根支配区疼痛或麻木、无力 | 手臂上举减轻 |

表 2-3-3 腰椎相关的疼痛分析 [②]

| | 病因病理 | 影响部位 | 疼痛特点 | 动作变化特点 |
|---|---|---|---|---|
| 椎管内 | 腰椎间盘向正后移位(中央型) | 刺激后纵韧带、窦椎神经和硬膜囊 | 以腰部疼痛为主,有时伴随膝盖以上(髋、臀、大腿)疼痛,不规律的时轻时重 | 弯腰、久坐、低头、咳嗽、用力时加重 |

---

① 灰色底纹部分是手术适应证。
② 灰色底纹部分是手术适应证。

续表

| | 病因病理 | 影响部位 | 疼痛特点 | 动作变化特点 |
|---|---|---|---|---|
| 椎管内 | 腰椎间盘向侧方移位(压迫出孔根或侧隐窝) | 神经根急性压迫(张力性或嵌压性) | 下肢放射痛,麻木、发凉、无力、间歇性跛行,疼痛持续存在 | 同上,并有活动痛,无缓解体位 |
| | | 神经根慢性压迫(张力性) | 疼痛时轻时重 | 同上,并有活动痛,但有缓解体位 |
| | 黄韧带肥厚 | 压迫或刺激硬膜囊 | 下肢放射痛,真性间歇性跛行,严重时出现马尾综合征 | 弯腰、下蹲症状减轻 |
| | 椎间盘损伤(退变) | 窦椎神经 | 腰骶部疼痛 | 平卧减轻,久坐加重 |
| 椎管外 | 关节突关节囊炎症 | 刺激脊神经的关节支 | 腰骶痛、背痛、臀腿痛(一般不过膝),有静息痛,假性间歇性跛行① | 后仰45°加重,或动作时加重,但无规律 |
| | 关节突关节增生(肥大性脊柱炎) | 关节突关节炎,关节内游离体,关节突关节紊乱 | 同上,发作往往无规律、无先兆,突发疼痛 | 改变姿势时加重,固定姿势可缓解;病程长者疼痛往往与温度、气压变化有关 |

　　此外,尽管神经根病变和外周神经受累的体征可能相似,但其具体症状,如感觉减退范围、疼痛部位、肌肉力量减弱位置等往往不同。检查者必须区分皮节(神经根)和外周神经分布、肌节(神经根)和某个外周神经支配肌肉之间的差异。

视频 2-3-1
常见脊神经疼痛的症状分析(讲者:柳健)

---

　　①　假性间歇性跛行:患者行走时因下肢放射痛无法忍受而终止行走或改变姿势才能缓解称为"真性间歇性跛行"(需排除下肢动脉血栓)。若患者在一定距离内确有疼痛,在无需改变姿势的情况下能继续忍痛行走而无障碍,且疼痛不加重甚至有所减轻者,称为"假性间歇性跛行"。

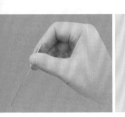

# 第三章
# 周围神经的针刺要点

## 一、概述

　　周围神经的针灸治疗大致可以分为两类：一是把神经系统作为一个整体来调控；二是针对病变的神经来做局部治疗。

　　由于神经系统分布在人体的上下内外，几乎无处不在，所以对神经系统的刺激，其反馈也是全身整体性的。即使是针对局部病变的神经治疗，也会有整体的反应。对于神经系统来说，针灸刺激必然遵循着"感受器 - 传入神经 - 中枢神经系统 - 传出神经 - 效应器"这一途径，但是经过中枢神经系统整合后，传出神经和效应器往往会扩大范围或者放大效应，因此可以获得更广泛的效果，这种针灸刺激的"泛效应"在临床非常常见，体现在有些穴位的主治范围远远超出其局部神经的支配范围。

## 二、原理

　　针灸学的价值就在于它是研究如何用最小的刺激方式得到最大的反馈效果。周围神经系统的感受器越到末梢分布越多，密度越大，而针灸更多时候是通过对末梢神经的刺激来获得全身整体的反馈。这样我们就可以理解针灸的穴位为什么在肘膝以下和头面部分布更多，应用更广。如果说神经系统是棵大树，那么现代医学的神经阻滞是从树干或树枝来控制树梢，而传统针灸则相反，是从树梢来调节树枝、树干乃至整棵大树（图 3-2-1）。这种逆向的刺激方式，在中国传统针灸中占了很大的比重。例如，十宣穴刺激可以醒脑开窍，针刺合谷穴可以治疗头面部的疾病，针刺后溪穴可以治疗颈部和后头的疾病。

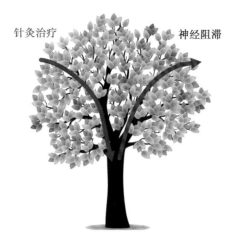

图 3-2-1　针灸治疗和神经阻滞的区别示意图

　　另外，在中国传统的针灸刺法当中，有一些是"左病取右""右病取左""上病取下""下病取上""前病取后""后病取前"或交叉取穴。这些是针灸神经刺法的另外一种思路，其原理和中枢神经系统的镜像关系有关（图 3-2-2）。例如右侧踝关节的疼痛，可以针刺右侧的腕关节来治疗；也可以针刺左侧的踝关节。这些刺法也是结构针灸神经刺法的重要内容之一，由于可以在传统针灸的教材中找到，在此不做赘述。

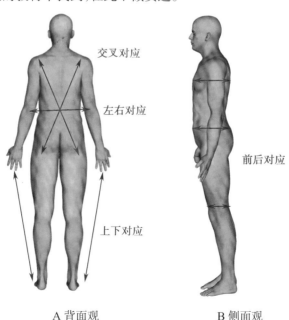

图 3-2-2　基于神经的镜像关系

综上所述,结构针灸的周围神经刺法主要包括以下几种:

1. 刺激末梢调控中枢甚至整体。

2. 刺激某一部位调控对应部位。

3. 刺激神经干调控其效应器。

其中的第 1、2 类刺法与传统针灸的内容相重合,结构针灸已兼收并蓄,在此不做赘述。以下的篇章,主要围绕第 3 类刺法做一整理总结。

要注意的是:根据笔者经验,在神经干附近进行针灸刺激也有一定疗效,因此行针过程中,不必强求刺中神经干,并且不宜反复穿刺,避免损伤神经。一般刺激到位即出针,不留针。

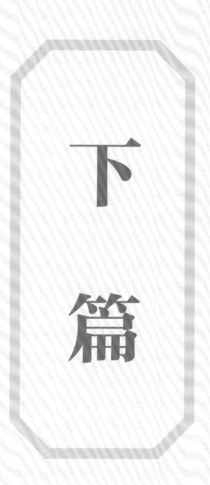

下 篇

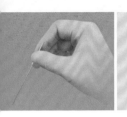

# 第四章
# 头面部神经

## 一、视神经

【解剖位置】视神经是第Ⅱ对脑神经,由传导视觉信息的特殊躯体感觉纤维组成。视网膜节细胞的轴突在视神经盘处聚集,穿过巩膜筛板后形成视神经。视神经在眶内长 2.5~3cm,行向后内,在眶尖穿过视神经孔入颅中窝,经视交叉、视束入脑。

【相关病症】视神经炎、视神经萎缩、缺血性视盘病变、视盘水肿等。

【相关穴位】睛明、球后。

【治疗部位】眶下缘外 1/4 和内 3/4 的交界处。

【针刺方法】一手推开眼球,另一手持针从眼眶下缘外 1/4 和内 3/4 的交界处进针,进针方向为从外下斜向内上,朝向视神经孔,深度 1~3cm。参见图 4-1-1。

【注意事项】出针后应该及时压迫,防止出血。少数患者可能出现眼睑淤血。

【作者体会】球后容易出血,用针宜细,少提插不捻转。因留针的过程中,有时针灸针会随着患者眼睛或眼睑的运动自动浅出,无法直立,有碰伤眼球的危险,因此,个人建议不留针。使用抗凝药物的患者容易出血,要延长压迫时间。

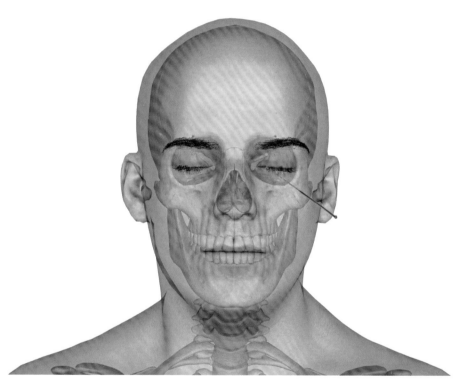

图 4-1-1　视神经及刺法示意图

## 二、动眼神经

【解剖位置】动眼神经是第Ⅲ对脑神经,为运动性神经,含有一般躯体运动和一般内脏运动(副交感)两种纤维。动眼神经由中脑脚间窝出脑,它沿着海绵窦的硬脑膜侧面走行,在滑车神经和眼神经下方分为上、下两支,两个分支经眶上裂进入眶内。动眼神经的上支支配上直肌、上睑提肌;下支分成内侧支、中间支和外侧支,分别支配内直肌、下直肌、下斜肌。外侧支单独有一小支分出,称睫状神经节短根,进入睫状神经节换神经元后,节后纤维进入眼球,支配瞳孔括约肌及睫状肌,参与瞳孔对光反射和眼的调节反射。参见图 4-2-1。

【相关病症】动眼神经完全损伤时,出现除外直肌、上斜肌以外的全部眼肌瘫痪,出现眼睑下垂、瞳孔斜向外下方、瞳孔扩大、瞳孔对光反射消失等症状。不完全性动眼神经麻痹有一项或多项以上症状。

【相关穴位】睛明、承泣、球后。

【治疗部位】眼球上方、内侧、下方、外下方。

【针刺方法】在眼球上方、内侧、下方、外下方选择进针点。用一手将眼球推开,另一手持针,贴着眼眶进针,深度 1~3cm。参见图 4-2-2。

【注意事项】眼睛周围血管丰富,尽量不做提插捻转,出针后应及时压迫,防止出血。

【作者体会】对于眼肌麻痹的患者,往往在眼眶外周针刺也有一定效果。

结构针灸
Structure-based Medical Acupuncture

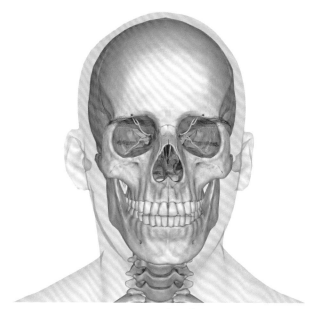

图 4-2-1 动眼神经

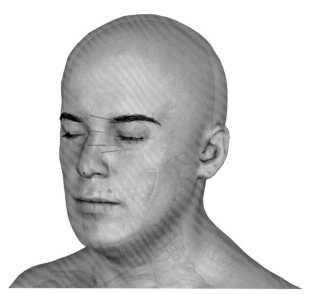

图 4-2-2 动眼神经刺法示意图

## 三、滑车神经

【解剖位置】滑车神经是第Ⅳ对脑神经，为仅含一般躯体运动纤维的运动性脑神经，支配上斜肌，是唯一发自大脑背侧的脑神经。它从大脑脚外侧面的中脑上方通过海绵窦的外侧硬脑膜壁，跨过动眼神经，经过眶上裂，进入眼眶。在眶内越过上直肌和上睑提肌并向前内侧走行，进入其所支配的上斜肌。参见图 4-3-1。

【相关病症】滑车神经受损时，上斜肌瘫痪，眼球不能转向外下方。

【治疗部位】眼球内上方。

【针刺方法】选择以上进针点，用一手将眼球推开，另一手持针，贴着眼眶进针，深度 1~2cm。参见图 4-3-1。

【注意事项】眼睛周围血管丰富，尽量不做提插捻转，出针后应及时压迫，防止出血。

结构针灸
Structure-based Medical Acupuncture

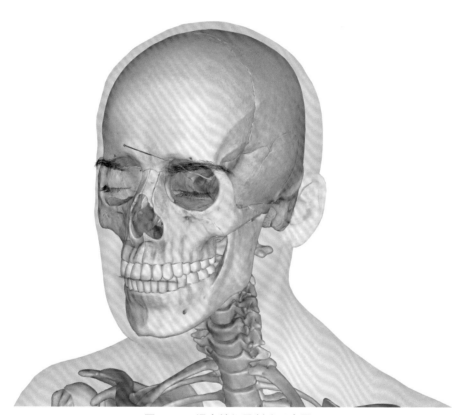

图 4-3-1　滑车神经及刺法示意图

## 四、三叉神经

【概述】三叉神经为第 V 对脑神经，为混合性脑神经，含有一般躯体感觉和特殊内脏运动两种纤维。自脑桥发出，至颞骨岩部尖端附近发出三支：第一支为眼神经；第二支为上颌神经；第三支为下颌神经。第一、二支为感觉神经，传导颜面部的运动觉、位置觉、精细触觉和痛觉，也是引起三叉神经痛的主要传导纤维。第三支为混合神经，主要支配咀嚼肌运动和传导咀嚼肌的本体感觉。参见图 4-4-1。

三叉神经的第一支为眼神经，在到达眶上裂之前发出 3 个分支：①额神经，其终末支有眶上神经和滑车上神经；②泪腺神经；③鼻睫神经。第二支为上颌神经，经圆孔出颅，主要分支有：①眶下神经；②上牙槽神经；③颧神经；④翼腭神经(或称神经节支)。第三支为下颌神经，经卵圆孔出颅，主要分支有：①耳颞神经；②舌神经；③下牙槽神经；④颊神经；⑤咀嚼肌神经。

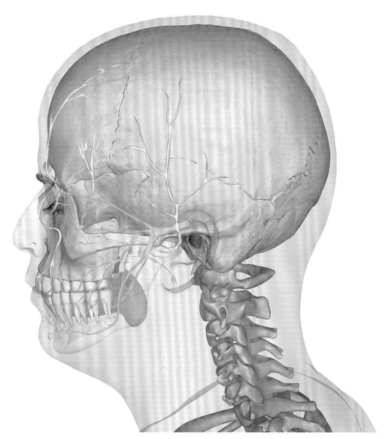

图 4-4-1 三叉神经

（一）眶上神经

【解剖位置】眶上神经是三叉神经第一支眼神经的分支——额神经的粗大终末支，属感觉神经。通过眶上切迹（或眶上孔），与眶上动脉伴行，在前额上行，分内侧支和外侧支，这些分支起初在枕额肌额腹深面，然后分别穿过肌肉和帽状腱膜分布到额顶、上睑部皮肤。参见图 4-4-2。

【相关病症】前头痛。

【相关穴位】鱼腰、承光、通天、丝竹空、本神、阳白、头临泣、目窗、正营、四神聪、当阳。

【治疗部位】眶上孔（切迹）。

【针刺方法】将眶上缘 3 等分，在中、内 1/3 交接处为眶上孔，距离中线的垂直距离约为 2.5cm。用拇指在该处按压寻找，可触及一个切迹，此时患者有酸胀感。在此处斜刺或水平进针约 0.5cm，患者有酸胀或麻窜感。参见图 4-4-2。

【注意事项】不要针刺过深，勿进入眶上孔，以免损伤眼球。

【作者体会】此孔可通眶内，针刺勿超过 0.5cm，避免进入孔内，以防伤及眼球或造成眶内出血。因其邻近眶上动脉，出针后应及时压迫，防止出血。消毒时建议使用碘伏，注意避免消毒液流入眼内。

结构针灸
Structure-based Medical Acupuncture

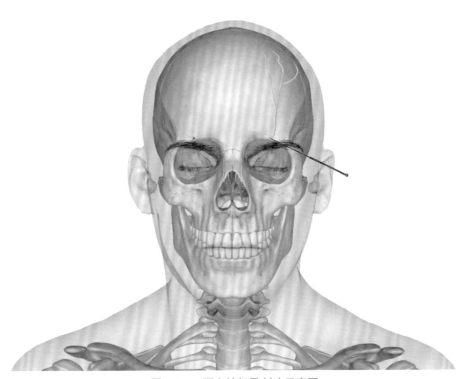

图 4-4-2　眶上神经及刺法示意图

## （二）滑车上神经

【**解剖位置**】滑车上神经是额神经的小终末支,走行于眼眶前内侧的顶部,与滑车上动脉一起贴着颅骨弯曲上行,在皱眉肌和枕额肌额腹的深面上行,继而分为数支穿过这些肌肉支配鼻背及内眦附近皮肤。参见图4-4-3。

【**相关病症**】前头痛、眼部不适、视疲劳。

【**相关穴位**】攒竹、睛明、眉冲、五处、印堂。

【**治疗部位**】在两眉头中点与眶上切迹之间(相当于眉毛内侧端)。

【**针刺方法**】在眉毛的内侧端,用拇指按压时有酸胀感,即为进针点,针垂直或向上斜刺约0.5cm,刺中神经时有明显的酸胀感或麻窜感。参见图4-4-4。

【**注意事项**】因其邻近滑车上动脉,出针后应及时压迫,防止出血。

【**作者体会**】治疗眼部不适、视疲劳为作者经验。

结构针灸
Structure-based Medical Acupuncture

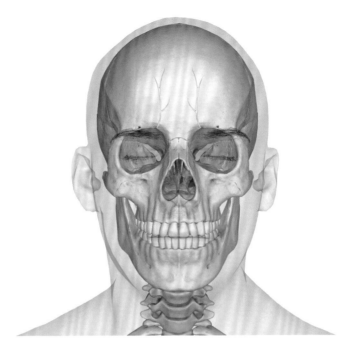

图 4-4-3 滑车上神经

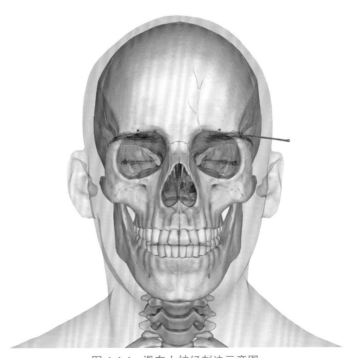

图 4-4-4 滑车上神经刺法示意图

## (三) 眶下神经

【**解剖位置**】眶下神经是三叉神经第二支上颌神经的分支,属于感觉神经。经眶下裂入眶,经眶下沟、眶下管出眶下孔,然后分为三组分支——眼睑支、鼻支、上唇支,分布到下眼睑、鼻翼和上唇的皮肤和黏膜。参见图 4-4-5。

【**相关病症**】颜面疼痛。

【**相关穴位**】四白、口禾髎、迎香、承泣、巨髎、颧髎、水沟、兑端、龈交、球后、上迎香。

【**治疗部位**】眶下孔。

【**针刺方法**】在鼻尖和外眼角连线的中点处,用手指按压寻找,可感觉到一凹陷,稍重压之,有酸胀感,即为进针点。直刺进针,深约 0.5cm。刺中神经时有酸胀或窜麻感,有时放射到上唇。参见图 4-4-6。

【**注意事项**】此孔可通眶内,不宜向外上斜刺过深,避免进入眶下孔损伤眼球。附近血管丰富,出针后应及时压迫,防止出血。

结构针灸
Structure-based Medical Acupuncture

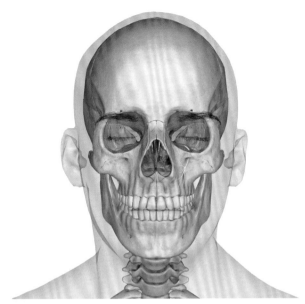

图 4-4-5 眶下神经

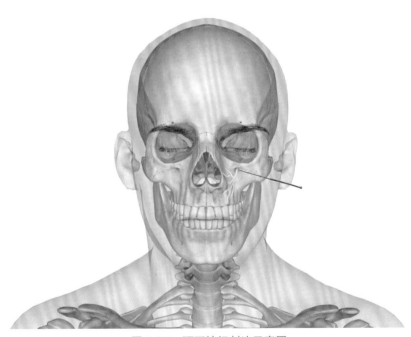

图 4-4-6 眶下神经刺法示意图

（四）翼腭神经节

【解剖位置】翼腭神经是三叉神经第二支上颌神经的分支,在上颌神经干下方约 2mm 处与翼管神经一起进入翼腭神经节,参与翼腭神经节的构成。翼腭神经节也称为蝶腭神经节,是人体最大的副交感神经节,位于翼腭窝内。翼腭窝的前方是仅覆盖着薄层鼻黏膜的中鼻甲。翼腭神经节横穿翼腭窝,刚好位于上颌神经下方,且通过两条交通支与之相连。翼腭神经节似乎是悬挂在上颌神经上。翼腭神经节发出四大支,即眶支、腭神经、鼻支和咽支,支配泪腺、腭、鼻腔的黏膜及腭扁桃体。参见图 4-4-7。

【相关病症】变应性鼻炎、颜面痛、急性偏头痛、急性丛集性头痛等。

【相关穴位】下关。

【治疗部位】翼腭窝。

【针刺方法】针刺前反复张口,确认下颌切迹。在下颌切迹中触诊凹陷最深处进针,针尖朝向对侧的眼睛,进针深度约 5.5cm,刺中时其分布区有麻窜或者酸胀感。参见图 4-4-7。

【注意事项】

1. 如针刺深度在 5cm 以下遇到骨质,可能为刺中上颌骨后壁,表明方向偏前。

2. 如果针在 5cm 左右处遇到骨质,可能是刺中翼突,表明方向偏后下。

3. 如果患者主诉针感在上牙齿和牙龈处,说明针尖的位置靠近上颌神经,须向尾侧及内侧调整。

4. 如果眼球感到疼痛,是误入眶裂,应立即拔针。

5. 翼腭窝除有神经外,还有上颌动脉和静脉,针刺时切忌捣针,以免损伤血管。

【作者体会】用 0.35cm × 5.5cm 的针灸针更好操作。关于进针的方向,有的医生习惯于向对侧的额角,有的习惯于向对侧的眼睛,作者感觉两者差别不大。有时不完全刺入也会有效。

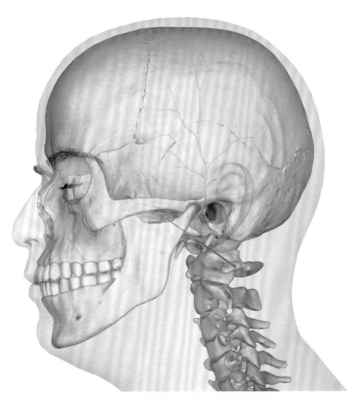

图 4-4-7 翼腭神经节及刺法示意图

（五）下颌神经

**【解剖位置】**下颌神经是三叉神经的第三支,含有一般躯体感觉和特殊内脏运动两种纤维。从卵圆孔出颅后分为数支。其运动纤维支配咀嚼肌、鼓膜张肌、腭帆张肌和二腹肌前腹;感觉纤维管理颞部、耳前、口裂以下的皮肤,口腔底和舌前 2/3 黏膜及下颌牙和牙龈的一般感觉。参见图 4-4-8。

**【相关病症】**颜面痛、颞下颌关节功能障碍等。

**【相关穴位】**下关、大迎、颊车。

**【治疗部位】**卵圆孔。

**【针刺方法】**在颧弓下方,下颌切迹中点为进针点,基本是垂直进针,针尖对着对侧的外耳门,进针深度为 4~4.5cm(因人头部的宽窄而异,约为两侧下颌关节的关节结节间距的 1/3)。当刺中下颌神经时,患者有触电感,或下唇、下颌牙齿等处有麻、痛感。参见图 4-4-8。

**【注意事项】**

1. 患者头部宜端正,便于掌握进针方向,可平卧,头取正立位。

2. 如针刺深度超过 5cm,仍未触及骨质结构,表明针刺方向太低,这时针尖大多进咽部,应将针稍偏上方刺入。

3. 如引起耳深部疼痛,则为针刺方向太后,刺入咽鼓管的结果,应将针稍偏前方。

**【作者体会】**下颌神经阻滞的入针方式是:于皮肤垂直进针,直达翼外板,将橡皮圈固定于距皮肤约 1cm 处,然后将针退至皮下,重新使针向后,上偏斜 15°,推进至标记的深度,针尖即达颞下窝上壁后内份的卵圆孔附近。这种方式需两次进针。供参考。

结构针灸
Structure-based Medical Acupuncture

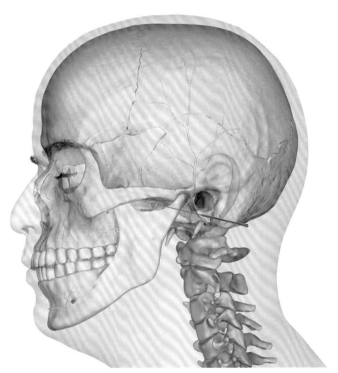

图 4-4-8　下颌神经及刺法示意图

### (六) 颏神经

【解剖位置】颏神经为三叉神经第三支下颌神经的分支——下牙槽神经的终末分支,穿出颏孔,分布到下唇皮肤及相关口腔黏膜。颏孔直径为 0.2~0.4cm,口朝后上方开。下牙槽神经在下颌管内的分支分布于下颌牙及牙龈。下牙槽神经中的运动纤维支配下颌舌骨肌及二腹肌前腹。参见图 4-4-9。

【相关病症】下颏区颜面痛。

【相关穴位】承浆、夹承浆。

【治疗部位】颏孔。

成人颏孔定位方法如下:在下颌骨体的上下缘之间,距前正中线 2.5~3cm,正对第二前磨牙处,约当口角下一横指处。儿童颏孔较成人的略靠下,正对第一磨牙的下面。已经脱牙、下颌骨萎缩的老人,颏孔多半靠下颌体的上缘。

【针刺方法】触诊确定颏孔位置,在孔的后上方约 0.5cm 处以 45° 角向前下方斜刺入,针深约 1cm,刺中颏神经时下唇,下颌切牙、尖牙有触电感。参见图 4-4-9。

【注意事项】尽量避免进入颏孔。局部血液循环丰富,出针后应按压以防止局部血肿和瘀斑形成。

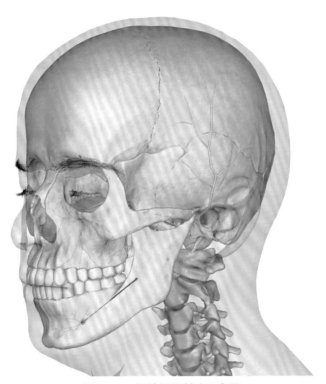

图 4-4-9　颏神经及刺法示意图

## （七）耳颞神经

【解剖位置】耳颞神经为三叉神经第三支下颌神经的分支,与颞浅动脉伴行,分布于颞区、耳屏、外耳道的皮肤,并分支至腮腺。经过耳屏前方、颧弓上方时,位于颞浅动、静脉之后方。来自舌咽神经的副交感纤维,加入耳颞神经的腮腺支进入腮腺,控制腮腺的分泌。参见图 4-4-10。

【相关病症】偏头痛、耳聋、耳鸣、耳颞神经痛、颞浅动脉炎。

【相关穴位】耳门、听宫、听会、下关、头维、角孙、耳和髎、上关、颔厌、悬颅、悬厘、曲鬓、率谷、天冲、四神聪、耳尖。

【治疗部位】耳屏前方,下颌关节与外耳道之间,颞浅动脉搏动处后方。

【针刺方法】坐位或者仰卧,头转向健侧,先在耳屏前摸得颞浅动脉之跳动,在其稍后方垂直进针触及骨膜,深约 1.5cm。刺中耳颞神经时,耳前、颞部有麻胀感,有时有鼓膜向外鼓胀感。参见图 4-4-10。

【注意事项】从下颌关节与外耳道之间进针,若偏高、稍深可误入耳道。此处邻近颞浅动、静脉,出针后注意按压防止出血。

结构针灸
Structure-based Medical Acupuncture

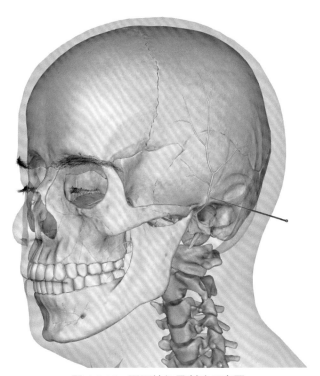

图 4-4-10 耳颞神经及刺法示意图

## 五、展神经

【**解剖位置**】展神经是第Ⅵ对脑神经，由一般躯体运动纤维组成，仅支配眼外直肌。从脑桥延髓沟中线两侧出脑，经过颞骨岩部、海绵窦，从眶上裂入眶，向前进入外直肌的内表面。参见图 4-5-1。

【**相关病症**】内斜视、复视。

【**治疗部位**】眼球外侧。

【**针刺方法**】用左手将眼球推开，右手垂直从眼球外侧进针约 1cm。参见图 4-5-2。

【**注意事项**】眼睛周围血管丰富，尽量不做提插捻转，出针后应压迫止血。

【**作者体会**】部分眼肌麻痹的患者，在眼眶外针刺也有一定效果。

结构针灸
Structure-based Medical Acupuncture

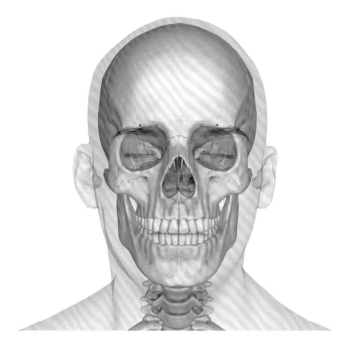

图 4-5-1　展神经

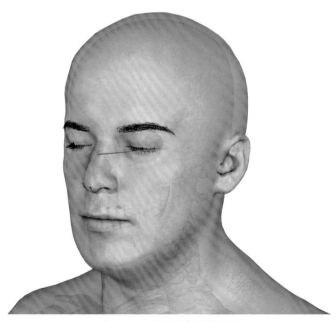

图 4-5-2　展神经刺法示意图

# 六、面神经

【解剖位置】面神经为第Ⅶ对脑神经,是含有特殊内脏运动、一般内脏运动、特殊内脏感觉和一般躯体感觉等4种纤维成分的混合性脑神经。从脑桥沟延髓外侧出脑,经内耳门、内耳道达内耳道底,穿内耳道底进入面神经管,最后从茎乳孔出颅。出茎乳孔后,进入腮腺深面,分数支经腮腺前缘穿出。参见图4-6-1。

## (一) 面神经管内的分支

**1. 岩大神经** 由面神经管膨大的膝神经节发出,到达泪腺、腭及鼻黏膜腺体。

**2. 镫骨肌神经** 由鼓室处发出,支配镫骨肌。

**3. 鼓索** 是面神经出茎乳孔前发出的分支,返回鼓室,穿岩鼓裂出鼓室,加入舌神经。鼓索含有味觉纤维和副交感纤维,前者随舌神经分布于舌前2/3的味蕾,后者进入下颌下神经节,更换神经元后控制舌下腺和下颌下腺的分泌。

## (二) 面神经的颅外分支

面神经在茎乳孔处从颅底穿出,即发出分支支配二腹肌后腹和茎突舌骨肌,还发出耳后神经支配枕额肌枕腹和部分耳周围肌。主干从腮腺后内侧面上方进入腮腺,并发出分支支配面部表情肌。分为五支:

**1. 颞支** 支配额肌、眼轮匝肌等。

**2. 颧支** 分布于眼轮匝肌和颧肌。

**3. 颊支** 支配颊肌、口轮匝肌及其他口周围肌。

**4. 下颌缘支** 支配下唇诸肌。

**5. 颈支** 支配颈阔肌。

【相关病症】周围性面瘫、面肌痉挛、耳鸣、耳聋。

【相关穴位】翳风、承泣、四白、巨髎、地仓、大迎、颊车、人迎、水突、气舍、耳门、耳和髎、丝竹空、瞳子髎、听会、上关、阳白、承浆、水沟、兑端、龈交、印堂、鱼腰、太阳、耳尖、球后、上迎香、海泉、翳明。

【治疗部位】

1. 茎乳孔面神经出口处。

2. 下颌骨外侧的腮腺处。

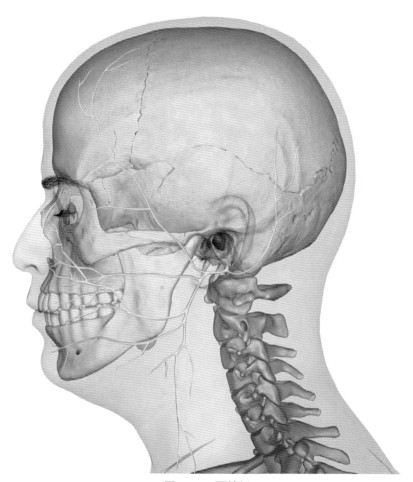

图 4-6-1 面神经

【针刺方法】

**1. 茎乳孔**　患者取仰卧位，头转向对侧。在下颌角和外耳道底部连线的中点触诊茎突尖。在茎突根和乳突前缘之间进针，针尖朝向外耳道底部。刺入 0.5~1cm，当针触及神经干时，可引起耳朵深部和面部的疼痛，有时发生面肌痉挛。参见图 4-6-2。

**2. 腮腺及其筋膜**　从下颌角前上方进针，由后向前平刺 3~4cm，然后将针退至皮下，换方向继续穿刺腮腺，可以换 3 到 5 个方向。参见图 4-6-3。

【注意事项】因茎乳孔前内方 0.5~0.8cm 是颈内静脉，针刺时勿向前，勿深，避免刺伤颈内静脉甚至动脉。

【作者体会】

1. 针刺茎乳孔的面神经后，部分患者会遗留面部疼痛数天，因此，个人建议在周围松解即可。

2. 腮腺及其筋膜的刺法为作者个人经验，用于面神经颅外分支的卡压。此类患者可见腮腺筋膜紧张、两颊饱满、脸型较宽。

3. 周围性面瘫在治疗时，应该结合解剖结构判断病位及预后。一般来说，病位所在的节段越高，病程越长。如果没有伴随眼干、听觉过敏和舌前 2/3 味觉减退等面神经在管内受压的症状，则患者恢复速度快。早期患者的耳后疼痛是面神经管炎症的表现，应该尽快采用刺络放血等方法消炎消肿。

结构针灸
Structure-based Medical Acupuncture

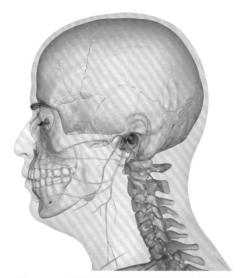

图 4-6-2 面神经刺法之茎乳孔刺法示意图

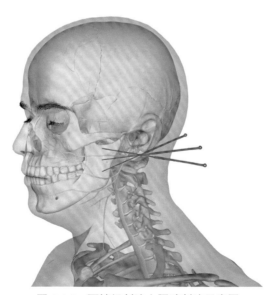

图 4-6-3 面神经刺法之腮腺刺法示意图

视频 4-6-1
周围性面瘫的诊
断和治疗

## 七、枕大神经

【解剖位置】枕大神经来自第 2 颈神经后支,在寰椎与枢椎之间穿出,发出分支支配头下斜肌,穿过并支配头半棘肌,在斜方肌和胸锁乳突肌附着点之间穿出枕后腱弓,向上走行支配枕、项部的皮肤。参见图 4-7-1。

【相关病症】后头痛、肌紧张性头痛、前额痛。

【相关穴位】风池、天柱、通天、络却、玉枕、天柱、率谷、天冲、浮白、正营、承灵、脑空、风府、脑户、强间、后顶、百会、四神聪。

【治疗部位】枕大神经常见以下卡压点:

**1. 枕后腱弓** 位于枕骨的上项线下方约 2.5cm 处,在斜方肌和胸锁乳突肌附着点之间的深筋膜紧致坚硬,纤维多横向走行,称为枕后腱弓。

**2. 斜方肌腱膜穿出点** 位于枕外隆凸与乳突连线的内 1/3 处,此处是枕大神经穿出斜方肌腱膜的位置。

**3. 头半棘肌** 枕大神经穿过此肌。

【针刺方法】

**1. 枕后腱弓** 患者俯卧位,或坐位屈曲颈部,前额下垫枕或双手叠放于前额部。于枕骨的上项线下方约 2.5cm 处沿着颅骨面平刺,提拉松解。参见图 4-7-2。

结构针灸
Structure-based Medical Acupuncture

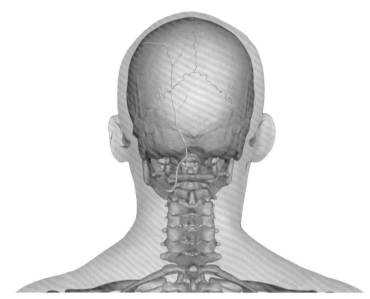

图 4-7-1 枕大神经

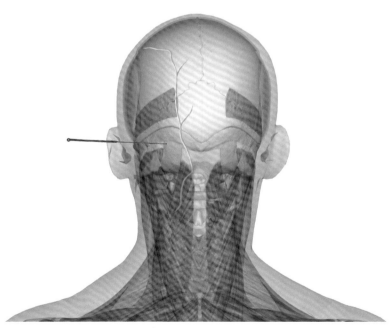

图 4-7-2 枕大神经之枕后腱弓卡压点刺法示意图

**2. 斜方肌腱膜穿出点**　在枕外隆凸与乳突连线的内 1/3 处,用手触摸枕动脉,枕大神经位于枕动脉的内侧。如枕动脉的搏动摸不到,可令患者俯卧,则动脉搏动更为明显。触及动脉搏动后,在其内侧垂直进针,深 1.5~2cm。刺中神经时局部有明显的酸胀感或麻窜感,向头顶放散。参见图 4-7-3。

**3. 头半棘肌**　从颈 2 棘突旁的头半棘肌斜刺向上(颅骨附着点方向)入针,针尖抵达骨面,提拉数次松解。参见图 4-7-4。

【注意事项】进针不宜过低、过深,避免误入小脑延髓池。

【作者体会】上述针刺方法中,第 1 条和第 3 条为作者经验。使用滞动针提拉松解更为方便。

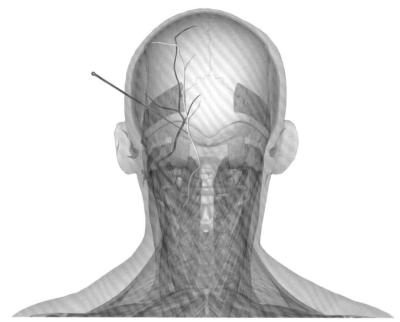

图 4-7-3 枕大神经之斜方肌腱膜穿出点刺法示意图

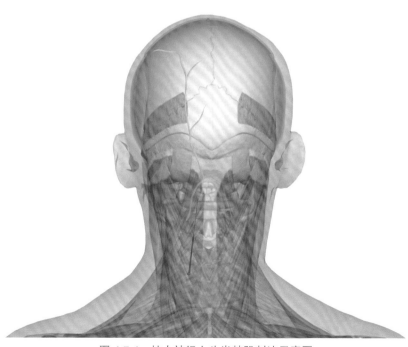

图 4-7-4 枕大神经之头半棘肌刺法示意图

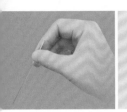

# 第五章
# 颈部神经

## 一、颈丛神经

【概述】颈 1~4 神经根从相应椎节的椎间孔穿出,分为前支和后支。其前支形成颈丛,位于中斜角肌和肩胛提肌的前方、胸锁乳突肌的后方。颈丛神经又分为颈浅丛和颈深丛,浅丛穿出颈筋膜分布于皮肤,深丛则多数支配肌肉(头外侧直肌、头前直肌、头长肌、颈长肌、甲状舌骨肌、颏舌骨肌、肩胛舌骨肌、胸骨舌骨肌、胸骨甲状肌、锁骨下肌、胸锁乳突肌、斜方肌、肩胛提肌、中斜角肌和膈肌等),还与交感神经、舌下神经、迷走神经、膈神经、副神经交通。膈神经属于颈深丛神经,支配膈肌。参见图 5-1-1。

（一）颈 1~4 神经根

【解剖位置】颈 1~4 神经根从相应椎节的椎间孔穿出。自乳突尖至第 6 颈椎横突前结节作一连线,各椎之横突结节均落在此线上。乳突尖下 1.5cm 相当于第 2 颈椎横突结节(为第 2 颈神经根所在)。颈外静脉与胸锁乳突肌交叉水平为第 4 颈椎横突结节(为第 4 颈神经根所在)。第 2、4 颈椎结节连线中点为第 3 颈椎横突结节(为第 3 颈神经所在)。上下两个横突结节距离约 1.6cm。

【相关病症】颈痛、肩痛、手麻。

【相关穴位】天柱、天牖、颈百劳。

【针刺方法】俯卧位,用上述方法确定进针部位,触诊手放在横突后结节处,另一手持针从颈部后方入针,对着后结节刺入,深 1~3cm,刺中横突后结节后略退针,向外侧调整针尖方向,使针尖刺向后结节外侧缘方向,刺中神经时局部有酸胀或麻窜感,不引出异感也有一定效果。参见图 5-1-2。

【作者体会】从颈部后方进针较为安全,从前方或侧方进针有可能误伤椎动脉或硬膜外间隙。

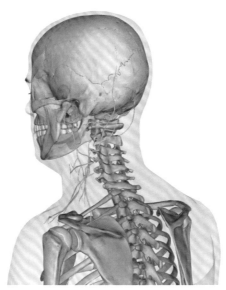

图 5-1-1 颈丛神经

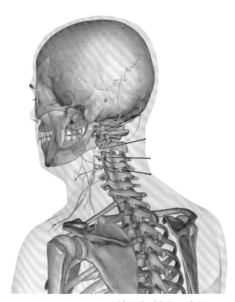

图 5-1-2 颈 1~4 神经根刺法示意图

 视频 5-1-1
超声引导下颈神
经根刺法演示

## （二）颈浅丛神经点

【**解剖位置**】颈浅丛发出的神经有四支：枕小神经、耳大神经、颈横神经、锁骨上神经，它们均为皮神经，都从胸锁乳突肌后缘中点浅出，分别走向各方。参见图 5-1-3。

【**相关病症**】头痛、颈痛。

【**相关穴位**】天窗。

【**治疗部位**】胸锁乳突肌后缘中点。

【**针刺方法**】患者仰卧，头转向对侧，可以清楚显露胸锁乳突肌轮廓，抬头抗阻时更加明显。先确定胸锁乳突肌后缘中点，此点相当于颈 4 横突。从此点进针，分别向上、向下扇形平刺，深度在颈阔肌下，胸锁乳突肌表面，不必寻找酸麻胀异感。参见图 5-1-3。

【**注意事项**】因颈外静脉在此处多有变异，针刺前应仔细查体，避免刺伤血管。直刺过深可能伤及颈内静脉及颈动脉。

结构针灸
Structure-based Medical Acupuncture

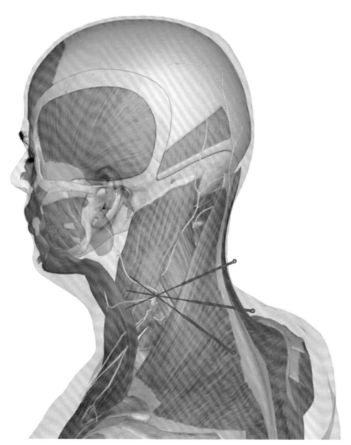

图 5-1-3　颈浅丛神经点及其刺法示意图

### (三) 枕小神经

【**解剖位置**】枕小神经主要来源于第 2 颈神经(有时可有第 3 颈神经的纤维加入)。它沿着胸锁乳突肌后缘上升,到达颅骨附近穿出深筋膜,在耳郭后方上升至头皮。分布于枕外部、耳郭后面及乳突部皮肤。参见图 5-1-4。

体表投影:①胸锁乳突肌后缘中点;②乳突后缘与斜方肌起点之中点,两点之间的连线。参见图 5-1-5。

【**相关病症**】后头痛、高血压、失眠。

【**相关穴位**】天窗、天牖、颅息、角孙、天冲、浮白、头窍阴、完骨、风池、耳尖。

【**治疗部位**】

1. 胸锁乳突肌后缘中点。

2. 枕后深筋膜。

【**针刺方法**】

**1. 胸锁乳突肌后缘中点**　触诊此点,用手按压有酸胀感,向上斜刺进针,深度约 2cm。

**2. 枕后深筋膜**　在乳突后缘水平线与斜方肌外缘之交点处直刺 1~2cm,或斜刺松解枕后腱弓。参见图 5-1-6。

【**注意事项**】因颈外静脉在颈部多有变异,针刺前应仔细查体,避免刺伤血管。直刺过深可能伤及颈内静脉及颈动脉。

【**作者体会**】上述针刺方法第 2 条刺法为作者经验。

结构针灸
Structure-based Medical Acupuncture

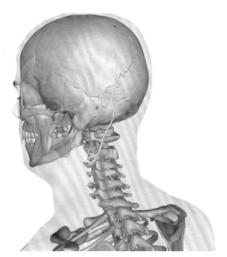

图 5-1-4　枕小神经

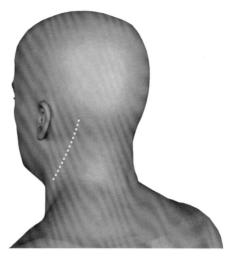

图 5-1-5　枕小神经体表投影

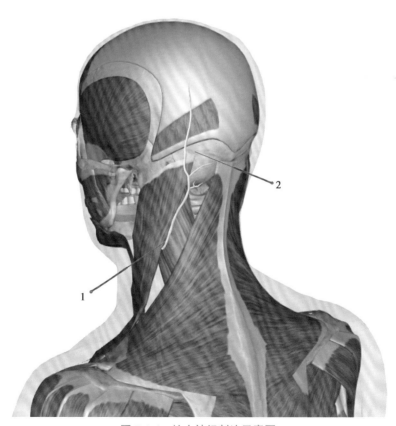

图 5-1-6　枕小神经刺法示意图

（四）耳大神经

**【解剖位置】**耳大神经为颈丛最大的上升支，起自第 2、3 颈神经，出胸锁乳突肌后缘，在颈阔肌和颈外静脉的深面向耳垂方向上行。它分成前、后两支。前支分布于腮腺表面的面部皮肤。后支分布于乳突表面及耳郭背面的皮肤，并发一细支穿过耳郭到其外侧面，分布于耳甲部及耳垂的皮肤。

体表投影：胸锁乳突肌后缘中点垂直向上至耳垂。参见图 5-1-7。

**【相关病症】**耳鸣、耳聋、耳周疼痛。

**【相关穴位】**颊车、天窗、天容、天牖、翳风、瘛脉、颅息、角孙、听会、翳明。

**【治疗部位】**

1. 乳突。

2. 胸锁乳突肌后缘中点。

**【针刺方法】**

**1. 乳突刺法**　沿乳突外表面，由后向前平刺，约 2cm。

**2. 胸锁乳突肌后缘中点刺法**　患者取坐位，或俯卧位，在胸锁乳突肌后缘中点，用手按压有酸胀感，向耳垂方向斜刺，约 2cm。参见图 5-1-8。

**【注意事项】**因颈外静脉在颈部多有变异，针刺前应仔细查体，避免刺伤血管。直刺过深可能伤及颈内静脉及颈动脉。

结构针灸
Structure-based Medical Acupuncture

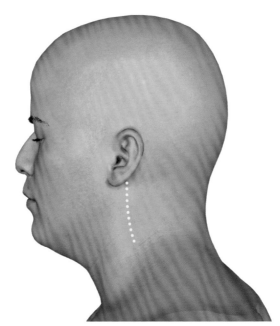

图 5-1-7　耳大神经体表投影

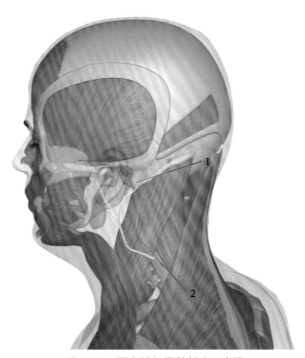

图 5-1-8　耳大神经及其刺法示意图

（五）颈横神经

【**解剖位置**】颈横神经发自第 2、3 颈神经前支，于胸锁乳突肌后缘中点处跨过胸锁乳突肌的表面向前，在胸锁乳突肌的前缘分为上、下两支，分布于颈前皮肤。参见图 5-1-9。

体表投影：自胸锁乳突肌后缘中点向前作一水平线，即为颈横神经的体表投影。参见图 5-1-10。

【**相关病症**】咳嗽、哮喘、嘶哑。

【**相关穴位**】天窗、天鼎、扶突、人迎、水突、气舍、廉泉。

【**治疗部位**】胸锁乳突肌后缘中点。

【**针刺方法**】在胸锁乳突肌后缘的中点，用手按压有酸胀感，在此向前平刺 2~3cm。针感向颈前放散。参见图 5-1-11。

【**注意事项**】因颈外静脉在此处多有变异，针刺前应仔细查体，避免刺伤血管。直刺过深可能伤及颈内静脉及颈动脉。

結構針灸
Structure-based Medical Acupuncture

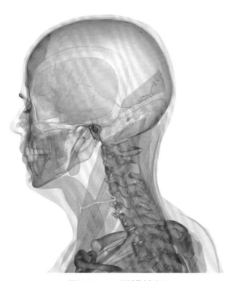

图 5-1-9　颈横神经

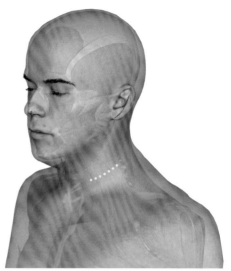

图 5-1-10　颈横神经体表投影

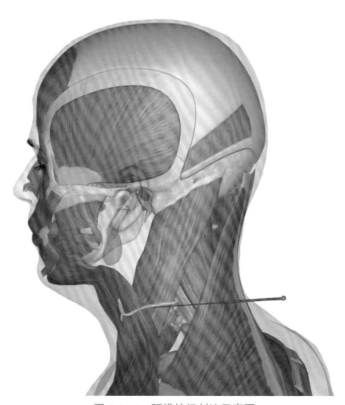

图 5-1-11　颈横神经刺法示意图

## （六）锁骨上神经

【解剖位置】锁骨上神经来自第 3、4 颈神经的前支，从胸锁乳突肌后缘稍下方穿出，于颈阔肌和颈深筋膜深面下行，分成前、中、后三支，各支在锁骨稍上方穿出深筋膜。分布于锁骨区、肩部和上胸部皮肤。参见图 5-1-12。

体表投影：上点在胸锁乳突肌后缘中点下约 1cm 处，下面有 3 个点：①胸锁乳突肌锁骨头起点的外侧缘；②锁骨中点；③斜方肌前缘附着于锁骨处。上点和下点的连线即为锁骨上神经三支的体表投影。参见图 5-1-13。

【相关病症】颈前痛、胸壁上部疼痛和肩上部疼痛。

【相关穴位】中府、云门、肩髃、巨骨、天鼎、气舍、缺盆、气户、库房、彧中、俞府、天髎、肩井。

【治疗部位】

**1. 锁骨上神经总干**　胸锁乳突肌后缘中点下约 1cm 处。

**2. 前支**　胸锁乳突肌锁骨头起点的外侧缘。

**3. 中支**　锁骨中点。

**4. 后支**　斜方肌前缘附着于锁骨处。

【针刺方法】

**1. 锁骨上神经总干**　在胸锁乳突肌后缘中点下约 1cm 进针，向三支方向斜刺约 2cm。

若分别针刺其三支，其方法如下：

**2. 前支**　在锁骨内 1/3 处，由外向内进针，在锁骨浅面横刺约 2cm。

**3. 中支**　在锁骨中 1/3 处进针，由外向内进针，在锁骨浅面横刺约 2cm。

**4. 后支**　在锁骨外 1/3 处进针，在锁骨浅面横刺约 2cm。

参见图 5-1-14。

【注意事项】为了防止损伤胸膜和肺，针一定要沿着锁骨浅面横刺。

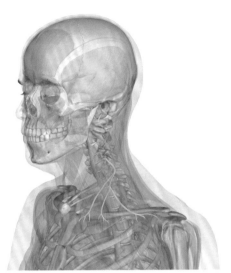

图 5-1-12 锁骨上神经

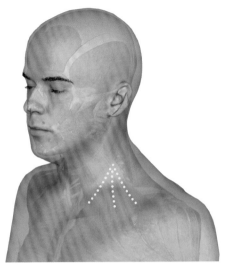

图 5-1-13 锁骨上神经体表投影

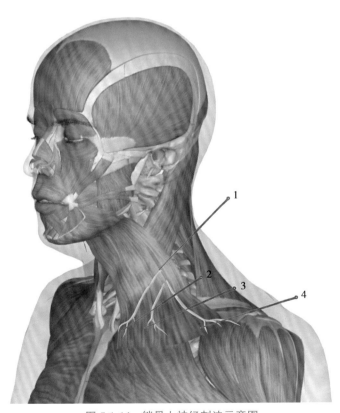

图 5-1-14 锁骨上神经刺法示意图

## （七）膈神经

【**解剖位置**】膈神经属于颈深丛神经。主要来自第 4 颈神经的前支，同时有第 3、5 颈神经的前支参加。在颈部由前斜角肌上端的外缘经该肌前面几乎垂直下行到斜角肌下端的内缘，然后经锁骨下动、静脉间进入胸腔，在纵隔胸膜与心包之间下行到膈肌，最后于中心腱附近穿入膈肌纤维中。运动纤维支配膈肌运动，感觉纤维分布于胸膜、心包膜、膈和膈下面（肝上面）的部分腹膜。一般认为，右膈神经的感觉纤维尚分布到肝、胆囊和肝外胆道的浆膜。在颈部，膈神经接受颈交感神经节的分支，并和胸内交感神经丛联系。参见图 5-1-15。

体表投影：①胸锁乳突肌中央点（平甲状软骨上缘，胸锁乳突肌前后缘的中间）；②胸锁乳突肌胸骨头的外侧缘。两点连线即为膈神经之体表投影。参见图 5-1-16。

【**相关病症**】膈神经损伤后，主要影响同侧半的膈肌功能，表现为腹式呼吸减弱或消失，严重者可有窒息感。膈神经受到刺激时可发生呃逆。急救时可针刺膈神经抢救呼吸停止。

【**相关穴位**】天鼎、扶突、天牖。

【**治疗部位**】

1. 上述体表投影下方。

2. 胸锁乳突肌后缘，锁骨上方 3cm。

【**针刺方法**】

**1. 体表投影**　从上述投影中从前向后刺入，针深 2~3cm。为避免损伤锁骨下动、静脉，针刺点应选择锁骨上 2cm 以上。

**2. 胸锁乳突肌后缘刺法**　患者去枕仰卧位，头转向健侧。术者用左手拇指、示指轻轻提起胸锁乳突肌，在锁骨上约 3cm 垂直刺入胸锁乳突肌与前斜角肌之间，针深 2~3cm。为避免损伤锁骨下动、静脉，针刺点应选择锁骨上 2cm 以上。参见图 5-1-17。

【**注意事项**】

1. 针刺膈神经无须寻找酸麻胀感，针刺时如出现半侧膈肌抽搐，表明刺中膈神经。

2. 若过深刺中颈交感神经节可出现霍纳综合征（Horner syndrome）。穿刺方向过于向内可能损伤气管或食管。穿刺过于偏下可能误入胸腔造成气胸。

3. 严禁同时针刺双侧膈神经。

4. 禁用于肺功能不良患者。

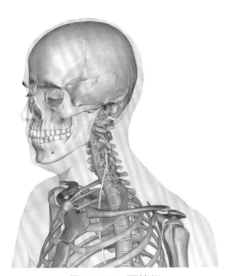

图 5-1-15 膈神经

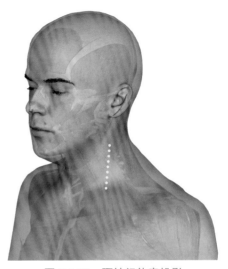

图 5-1-16 膈神经体表投影

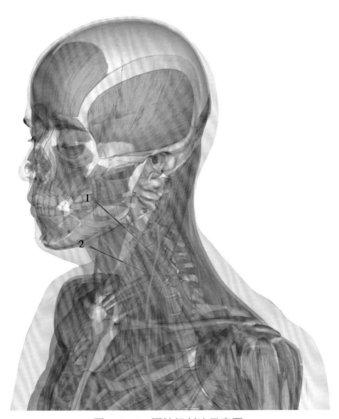

图 5-1-17 膈神经刺法示意图

## 二、副神经

【解剖位置】副神经是第Ⅺ对脑神经,为特殊内脏运动纤维构成的运动性脑神经,其纤维来源有二:脑根起源于延髓的疑核,自橄榄后沟下部,迷走神经根丝下方出脑,和副神经的脊髓根同行,一起经颈静脉孔出颅,此后加入迷走神经,随其分支支配咽喉部肌肉;脊髓根起源于脊髓颈段的副神经核,在前后根间从脊髓侧面发出,在椎管内上行,经枕骨大孔进入颅腔,与脑根汇合后一起走向颈静脉孔,从此孔出颅腔。出颅腔后,又与脑根分开,绕过颈内静脉行向外下,穿过胸锁乳突肌上部并发出分支支配该肌,终支在胸锁乳突肌后缘上、中 1/3 交点处浅出。继续向外、下、后斜行,于斜方肌前缘中、下 1/3 交点处进入该肌深面,分为数支支配该肌。参见图 5-2-1。

体表投影:①乳突尖与下颌角连线的中点;②胸锁乳突肌后缘中点上约1cm;③锁骨上方 3~5cm 的斜方肌前缘(即斜方肌前缘中、下 1/3 交接处)。将上述 3 点连起来即为副神经之投影。参见图 5-2-2。

【相关病症】头痛、斜颈、背部紧张、疼痛。

【相关穴位】天窗、天容、肩井。

【治疗部位】以上体表投影均可刺激到副神经,常用②号点和③号点。

【针刺方法】

**1. ②号点针刺法**　从胸锁乳突肌后缘中点上约 1cm 处进针,针向耳根方向斜穿胸锁乳突肌,深 2~3cm,直进直出,不要捣针,以免损伤颈动脉、颈内静脉。参见图 5-2-3。

**2. ③号点针刺法**　从斜方肌前缘中、下 1/3 交接处(即斜方肌锁骨附着点上 3~5cm 处)进针,斜向后刺入,深 2~3cm。注意针尖不要向下刺过深,以免刺中胸膜顶和肺尖。参见图 5-2-3。

【注意事项】控制针尖方向,避免损伤颈动脉、颈内静脉和肺尖。

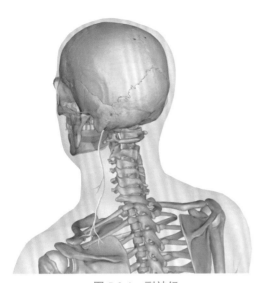

图 5-2-1 副神经

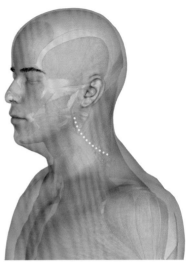

图 5-2-2 副神经体表投影

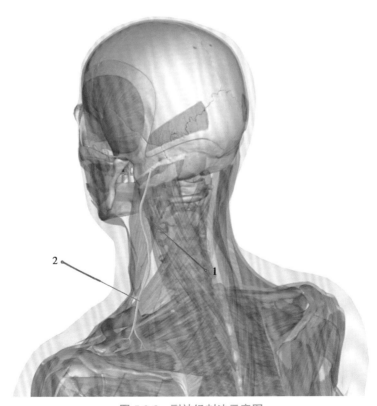

图 5-2-3 副神经刺法示意图

## 三、舌下神经

【解剖位置】舌下神经是第Ⅻ对脑神经，为运动性脑神经，由一般躯体运动纤维组成。在延髓前外侧沟出脑，从枕骨的舌下神经管出颅，出颅后，初位于迷走神经的后面，继续下行，位于颈内动、静脉间，于舌骨大角上方弓形向前跨越颈内、外动脉到达舌骨舌肌浅面，然后经舌神经和下颌下腺管下方穿颏舌肌进入舌内，支配全部舌内肌和大部分舌外肌。参见图5-3-1。

【相关病症】语言障碍、舌肌麻痹。一侧舌下神经完全损伤则患侧舌肌瘫痪、萎缩，伸舌时舌尖偏向患侧。双侧舌下神经完全性损害时，舌不能运动，不能说话，舌伸不出口外。

【相关穴位】扶突、人迎、水突、天容、廉泉、聚泉、海泉。

【治疗部位】下颌角与舌骨大角连线的中点。

【针刺方法】在下颌角与舌骨大角连线的中点进针，针尖朝舌根部，深约2cm。刺中神经时舌根有麻胀感。参见图5-3-2。

结构针灸
Structure-based Medical Acupuncture

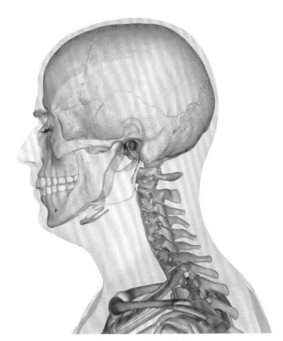

图 5-3-1　舌下神经

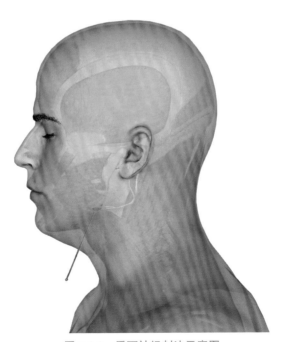

图 5-3-2　舌下神经刺法示意图

# 四、舌咽神经

【**解剖位置**】舌咽神经为第IX对脑神经,为混合神经,含有 5 种纤维成分:①一般内脏运动纤维(副交感神经纤维):支配腮腺分泌;②特殊内脏运动纤维:支配茎突咽肌;③一般内脏感觉纤维:分布于舌后 1/3 部、咽、咽鼓管和鼓室等处的黏膜,以及颈动脉窦和颈动脉小球;④特殊内脏感觉纤维:分布于舌后 1/3 部的味蕾,传导味觉;⑤一般躯体感觉纤维:分布于耳后的皮肤。

舌咽神经由延脑后外侧沟离脑,纤维与迷走神经、副神经同经颈静脉孔出颅,先在颈内动、静脉间下降,然后呈弓形向前,绕过颈内动脉外侧和茎突咽肌后缘,进入舌骨舌肌深面到达舌根。其主要分支如下:

**1. 舌支** 是舌咽神经的终支,行于三叉神经舌神经的上方,经舌骨舌肌深面分布于舌后 1/3 的黏膜和味蕾,传导一般内脏感觉和味觉。

**2. 咽支** 分布于咽壁。在咽后、侧壁内,和迷走神经与交感神经的咽支交织成丛,由丛发出分支分布于咽肌和咽黏膜,传导咽喉黏膜的感觉,参与咽部的反射活动。

**3. 鼓室神经** 经颅底颈静脉孔前方的鼓室小管下口进入鼓室,和交感神经纤维共同形成鼓室丛,由丛发出分支分布于鼓室、乳突小房和咽鼓管的黏膜,传导一般内脏感觉。其终支为岩小神经,含有副交感神经的节前纤维,分布于腮腺,支配其分泌。

**4. 颈动脉窦支** 分布于颈动脉窦和颈动脉小球,感受动脉压力的变化和血内二氧化碳浓度的变化,反射性地调节血压和呼吸。

**5. 扁桃体支** 分布于扁桃体、软腭和咽峡部的黏膜。

**6. 茎突咽肌支** 支配其运动。

参见图 5-4-1。

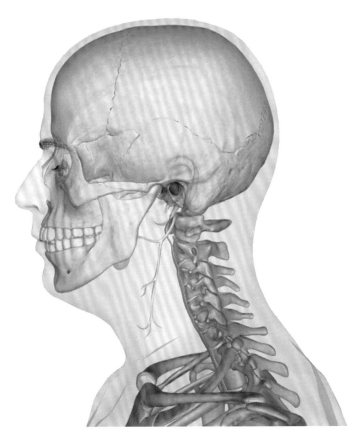

图 5-4-1　舌咽神经

【相关病症】一侧舌咽神经损伤表现为同侧舌后 1/3 部的味觉消失,舌根和咽峡区痛、温觉消失,同侧咽肌收缩无力。舌咽神经损伤多不出现咽反射和吞咽反射障碍。

【相关穴位】翳风。

【治疗部位】茎突。

【针刺方法】患者头转向对侧,医者左手在下颌角至乳突尖连线中点触诊茎突,右手垂直进针 1~2cm 时即刺中茎突,将针稍改变方向,从茎突之前缘或后缘再进约 0.5cm,即刺中舌咽神经和迷走神经,局部酸胀,并传导至咽部。参见图 5-4-2。

【注意事项】

1. 进针不宜过深,以局部酸麻胀为宜。

2. 一般针刺单侧,下次再针对侧,避免影响呼吸、心跳、血压。

3. 茎突起源于颞骨乳孔前方,向前下方走行,茎突前方有上颌动脉、颈外动脉、舌咽神经舌支、耳颞神经、茎突舌骨肌、茎突舌肌等解剖结构;茎突后方走行着颈内静脉、颈内动脉、交感干、面神经、舌咽神经主干、迷走神经、副神经、舌下神经等解剖结构,有时很难分清这些神经,穿刺时只要起到松解局部作用,同时避免损伤血管即可。迷走神经受到刺激后可出现反射性心率减慢,舌下神经受到刺激后可出现舌肌区域的不适,副神经受到刺激后可出现斜方肌区域的不适,超声引导下穿刺有助于预防颈内动、静脉的损伤。

结构针灸
Structure-based Medical Acupuncture

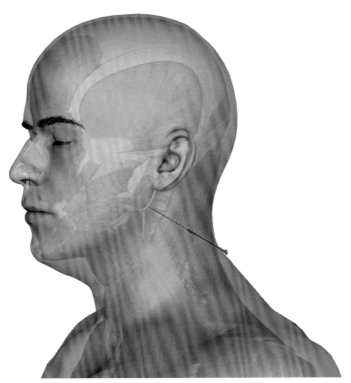

图 5-4-2　舌咽神经刺法示意图

## 五、颈部迷走神经

【解剖位置】迷走神经为第Ⅹ对脑神经,是行程最长、分布最广的混合性脑神经,含有4种纤维成分:①一般内脏运动纤维:从延髓发出,在器官旁或器官壁内的副交感神经节交换神经元,节后纤维支配颈部、胸腔脏器和腹腔大部分脏器的平滑肌、心肌的活动和腺体的分泌;②特殊内脏运动纤维:起于延髓,支配软腭和咽喉部肌肉;③一般内脏感觉纤维:分布于颈部、胸腔脏器和腹部大部分脏器,传导一般内脏感觉冲动;④一般躯体感觉纤维:分布于硬脑膜,耳郭后面及外耳道的皮肤,传导一般躯体感觉。

迷走神经从延髓橄榄后沟离脑,在舌咽神经后方经颈静脉孔出颅。出颅后,在颈部的颈动脉鞘内,于颈内静脉与颈内动脉(或颈总动脉)之间的后方下行到颈根部,经胸廓上口入胸腔。形成食管前丛(左迷走神经)和食管后丛(右迷走神经),然后向下分别延续为迷走神经前干和后干,穿食管裂孔入腹腔,分支分布于腹腔内诸多脏器。

迷走神经的分支广泛分布于颈部、胸腔和腹腔的各器官处,其运动纤维分布于咽缩肌、软腭肌、喉肌;副交感纤维分布于气管、支气管的平滑肌和食管、胃、小肠、大肠结肠左曲以上的平滑肌;感觉纤维分布于脑膜、外耳道深部、咽、喉、气管、支气管、肺、胃肠道和腹腔其他器官。此外,迷走神经尚可调节胃和胰腺的分泌、心脏的节律、血管的舒缩。参见图 5-5-1。

【相关病症】迷走神经主干受损,内脏功能活动将受影响,表现为心悸、恶心、呕吐、呼吸深慢甚至窒息等症状。一侧迷走神经损害时,出现患侧咽喉部黏膜感觉障碍和喉肌瘫痪,表现为声音嘶哑,发音和吞咽困难等,腭垂偏向一侧。

【相关穴位】扶突、人迎、气舍、水突、天容、翳风、翳明。

【治疗部位】下颌角至乳突尖连线中点。

【针刺方法】患者头转向对侧,医者从下颌角至乳突尖连线中点处触诊茎突,触诊手卡压住茎突尖,另一手持针垂直进针。针深约 1cm 时抵达骨面,即刺中茎突,将针稍改变方向,从茎突之前缘或后缘再进约 0.5cm,即刺中舌咽神经和迷走神经,局部酸胀,并传导至咽部。参见图 5-5-2。

【注意事项】

1. 迷走神经与大血管位置邻近,针刺后有可能出现血肿及瘀斑。虽然这些合并症通常为暂时性的,但有时因表现明显而使患者感到不安,应事先告知患者。禁忌双侧同时针刺。

2. 茎突附近有交感干、面神经、舌咽神经、迷走神经、副神经、舌下神经等,有时很难分清这些神经,穿刺时只要起到松解局部作用,同时避免损伤血管即可。迷走神经受到刺激后可出现反射性心动过缓,舌下神经受到刺激后可出现舌肌区域的不适,副神经受到刺激后可出现斜方肌区域的不适,超声引导下穿刺有助于预防颈内动、静脉的损伤。

【作者体会】此处是针刀的常用治疗部位,用于治疗高血压、面部痤疮等,但是仅仅触及骨面,不再深入。作者体会用针灸针如是操作也有一定效果。

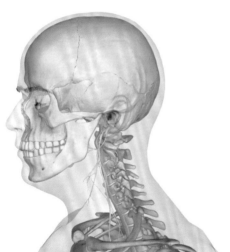 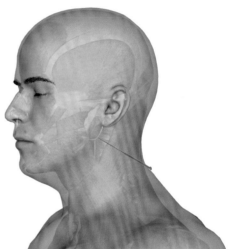

图 5-5-1　颈部迷走神经　　　　图 5-5-2　颈部迷走神经刺法示意图

## 六、颈部交感神经干

【概述】交感神经和副交感神经组成内脏运动神经。内脏运动神经不同于躯体运动神经，它们支配平滑肌、心肌和腺体，一般不受意志的控制。从低级中枢发出后，必须在周围的内脏运动神经节交换神经元，再发出纤维到达效应器。因此，内脏运动神经从低级中枢到达所支配的器官必须经过两个神经元，第一个称为节前神经元，其胞体位于脑干或脊髓内，轴突称为节前纤维；第二个称节后神经元，其胞体位于周围的植物性神经节内，轴突称为节后纤维。

交感神经节属于上文所提到的"自主神经系统神经节"。依其所在的位置可分为椎旁神经节和椎前神经节。其中，椎旁神经节借节间支连成左右两条交感干，因此又称为交感干神经节，每侧有 19~24 个。

颈交感干位于颈椎横突前结节前方，颈血管鞘的后方，椎前筋膜深面，在颈长肌之表面。一般认为，其节前纤维来自脊髓上胸段（$T_1$~$T_6$，主要是上 3 个），通过脊神经白交通支进入交感干，在交感干内上升至颈部，在颈部的椎旁神经节换元。颈部的椎旁神经节有 3~4 个，叫做颈上、中、下交感神经节。

参见图 5-6-1。

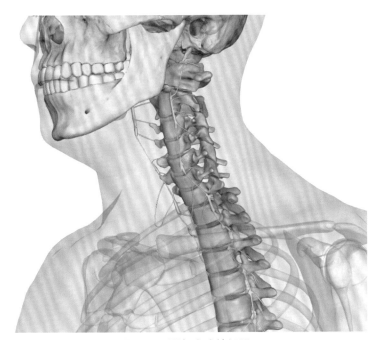

图 5-6-1　颈部交感神经干

（一）颈上神经节

【解剖位置】颈上神经节是颈部三个交感神经节中最大的一个，由第 1 至第 4 交感神经节合并而成，呈梭形，长 2.5~3cm，位于第 2~3 颈椎横突及颈长肌的前方，其前面覆有椎前筋膜及颈内动、静脉，迷走神经和副神经。其节后分支分布于颈内动脉，随着颈内动脉上升经颈动脉管进入颅腔，分为外侧支、内侧支和前支，它们支配面部和颈部的血管收缩及汗腺分泌，支配瞳孔括约肌及眼睑和眶内的平滑肌。

【相关病症】紧张性头痛、偏头痛、脑血栓、脑梗死、耳聋、耳鸣、眩晕、出汗过多、变应性鼻炎、面神经麻痹、带状疱疹神经痛等。颈交感神经损害或麻醉时，出现霍纳综合征，表现为瞳孔缩小（瞳孔开大肌麻痹）、上睑下垂（上睑平滑肌麻痹）、睑裂变窄。

【相关穴位】天容。

【治疗部位】$C_2$、$C_3$ 横突根部，颈长肌的前方。

【针刺方法】患者取平卧位，颈下薄垫枕，头转向对侧并稍后仰，$C_2$ 横突在乳突尖下 1~1.5cm，$C_3$ 横突在 $C_2$ 至 $C_4$ 横突连线中点（$C_4$ 横突在胸锁乳突肌后缘中点稍上，约平舌骨）。医者一手触诊定位横突前结节，指尖卡压到骨面，另一手持针贴着触诊手指尖，从颈椎侧面向前结节垂直刺入 2~3cm，抵达骨面后，向横突前结节根部深入稍许即可。参见图 5-6-2。

【注意事项】

1. 勿同时针刺双侧。

2. 避免进针过深损伤椎动脉。

3. 颈动脉窦位于颈总动脉末端与颈内动脉起始部的膨大部分，其体表相当于甲状软骨上缘的水平，是颈动脉搏动最明显的地方，触诊颈动脉时禁忌长时间按压，以免引起血压和心率的异常变化。

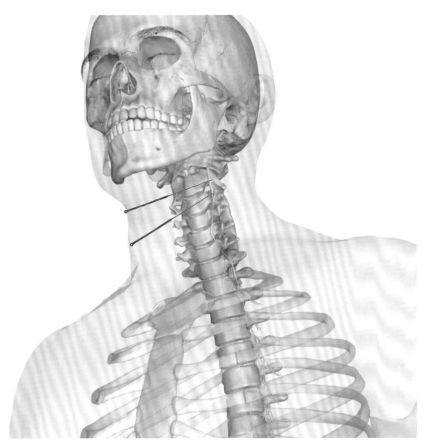

图 5-6-2　颈上神经节刺法示意图

## （二）颈中神经节

【解剖位置】颈中神经节是三个颈交感神经节中最小的一个,有时缺如,有时多者达 3 个,位于第 6 颈椎横突处。节后支连接第 5 和第 6 颈脊神经(但有时也连接第 4 和第 7 颈脊神经),它有两条或更多的纤维连接颈下神经节。颈中神经节还发出甲状腺支、心支。甲状腺支分布到甲状腺、甲状旁腺,主要是收缩血管,但一些纤维也分布于内分泌细胞。心支是最大的心交感神经。

【相关病症】同颈上神经节。心脏、甲状腺、上肢后侧症状可以考虑选择颈中神经节治疗。

【相关穴位】天鼎、扶突、天牖。

【治疗部位】颈 6 横突根部,环状软骨旁。

【针刺方法】患者取仰卧位,头向前视。用一薄枕垫在双肩部,使颈部尽量后仰。先在环状软骨水平触摸到 $C_6$ 横突前结节,用左手中指和示指将胸锁乳突肌和深面的颈动脉鞘推向外侧,使之与食管、气管分离,增加穿刺空间,右手持针垂直进针,针到达前结节内侧的骨面后,向椎前筋膜深面,头长肌与颈长肌之间推进少许,刺激后出针。参见图 5-6-3。

【注意事项】

1. 勿同时针刺双侧颈中神经节。

2. 针刺时需避开颈部血管,不做提插捻转,拔针后按压防止出血。

结构针灸
Structure-based Medical Acupuncture

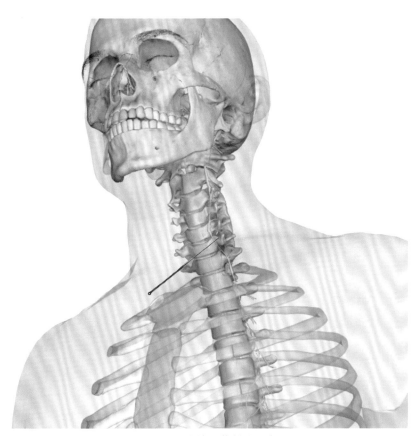

图 5-6-3 颈中神经节刺法示意图

### （三）颈下神经节（星状神经节）

【解剖位置】颈下神经节形态不规则，多数与第 1 胸神经节合并而成星状神经节，又称为颈胸神经节。星状神经节呈中间缩窄的卵圆形，长 1.5~2.5cm，宽 0.5~1.2cm，位于第 7 颈椎横突与第 1 肋颈之间，恰在椎动脉起点的后方，下方为胸膜顶，外侧为斜角肌群，内侧为椎体及颈长肌。星状神经节接受来自胸 1 及胸 2 的神经，发出的分支包括：至颈 6~8 脊神经的灰交通支（随臂丛分布于血管、汗腺、竖毛肌、骨、关节等）、椎动脉神经、锁骨下动脉丛、节间支（下连胸 1 神经节）、颈下心神经。

【相关病症】头面、胸背部及上肢的带状疱疹、幻肢痛、灼性神经痛、更年期综合征、偏头痛、急性或慢性心绞痛、脑血管痉挛、反射性交感神经营养障碍症、变应性鼻炎、突发性聋等。也可用于改善上臂血液循环，治疗急性血管栓塞、雷诺病、硬皮病等。

【相关穴位】水突、大杼、风门。

【治疗部位】

1. 颈 6 横突根部，环状软骨旁。星状神经节位于第 1 肋颈的前方，不宜直接针刺，以免穿破胸膜和锁骨下动脉。通常选择第 6 颈椎水平针刺交感神经干。

2. 颈 7 横突前结节。

3. 胸 1~ 胸 2 椎体前缘。

【针刺方法】

**1. 颈 6 横突根部**　同颈中神经节刺法。

**2. 颈 7 横突前结节**　患者取平卧位，肩下垫枕，头微转向健侧，以增加气管与颈动脉的距离。在胸锁乳突肌外缘，锁骨上约三横指，皮下可触及颈 6 横突前结节，垂直皮肤进针 2cm 左右，可触及 $C_6$ 横突结节。退针 0.3~0.5cm，改向内、向尾侧以 45° 角向颈 7 横突方向进针约 1cm。参见图 5-6-4。

**3. 胸 1、胸 2 椎体前缘**　患者取俯卧位，选择胸 1、胸 2 棘突旁开约 4cm 处为入针点，垂直皮肤进针，直至针尖抵至目标椎体的椎板。如进针 4cm 左右仍未能刺中目标椎体，则可能是针尖刺入了相邻椎体的横突之间或是进针方向过于偏向外侧。在这种情况下，应拔针并向中线侧和尾侧调整进针角度后重新穿刺。针尖触及骨面后，将针后撤并调整针尖方向，使之略朝向外下方，使针在横突和肋骨下方滑过。最终，应使针尖紧邻目标椎体的前外缘。在影像引导下针刺更为安全。参见图 5-6-5。

【注意事项】

1. 勿同时针刺双侧颈部星状神经节。

2. 后入路针刺要避免因针刺过深及针刺方向不当而引起气胸。

3. 星状神经节位于颈7和胸1水平处,如果想更靠近星状神经节,可在超声引导下针刺,可清晰地显示颈动脉、胸膜,避开椎动脉、锁骨下动脉、甲状腺下动脉等。

4. 当出现颈7~胸1的神经损伤症状、锁骨下动脉相关症状、上肢前侧的症状时可以考虑颈下神经节(星状神经节)治疗。

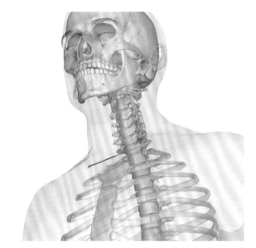

图 5-6-4　颈下神经节之颈 7 横突前结节刺法示意图

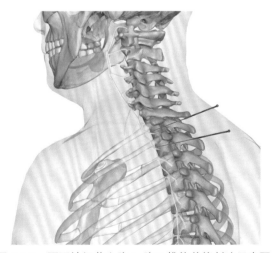

图 5-6-5　颈下神经节之胸 1、胸 2 椎体前缘刺法示意图

# 七、臂丛神经(颈段)

【解剖位置】臂丛神经由颈 5~8 神经和第 1 胸神经前支的大部分纤维交织汇集而成。臂丛的主要结构起始于颈后三角(即锁骨与胸锁乳突肌下后缘之间的夹角内),在前斜角肌和中斜角肌之间穿出,继而在锁骨后方行向外下进入腋窝。进入腋窝之前,神经丛位于锁骨下动脉的后上方。在腋窝内,臂丛的三个神经束分别走行于腋动脉的内侧、外侧和后方,将该动脉的中段夹持、包围在中间。参见图 5-7-1。

臂丛神经的交织汇集情况:各脊神经根出椎间孔后,先并为三干(第 5、6 颈神经合成上干,第 7 颈神经单独成中干,第 8 颈神经和第 1 胸神经合成下干),每干又分为前、后两股。上干和中干的前股组成外侧束,下干的前股单独成为内侧束。上、中、下三干的后股合并成后侧束。

臂丛的分支很多,根据其发出的部位,将其分为锁骨上分支和锁骨下分支两大类。锁骨上分支有:起自 $C_4$、$C_5$ 脊神经根的肩胛背神经、起自 $C_5$~$C_7$ 脊神经根的胸长神经。锁骨下分支有:起自臂丛后束的肩胛下神经、胸背神经、腋神经、桡神经;起自臂丛内侧束的胸内侧神经、尺神经、正中神经内侧根、臂内侧皮神经、前臂内侧皮神经;起自臂丛外侧束的胸外侧神经、肌皮神经和正中神经的外侧根。它们分布于上肢和肩带的肌肉、关节和皮肤。参见图 5-7-2。

【相关病症】上肢和肩带的麻木、瘫痪、疼痛。

【相关穴位】中府、云门、天鼎、扶突、缺盆、气户、极泉。

【治疗部位】

**1. 神经根出椎间孔处**　颈 5~7 神经根经过同序数颈椎上方的椎间孔穿出;颈 8、胸 1 神经根分别从第 7 颈椎、第 1 胸椎下方的椎间孔穿出。

**2. 前、中斜角肌之间**　臂丛神经从前、中斜角肌之间穿过,斜角肌的紧张会卡压到臂丛神经。

**3. 锁骨上**　臂丛神经穿出斜角肌间隙后,走行于锁骨下动脉的后方,从第一肋和锁骨之间向腋下走行。

**4. 喙突下**　臂丛神经在胸小肌和肩胛下肌之间通过,此处的肌筋膜紧张挛缩会卡压臂丛神经。常用的治疗点为喙突下方胸小肌附着处。

**5. 腋下**　在腋窝内三个神经束分别走行于腋动脉的内侧、外侧和后方。

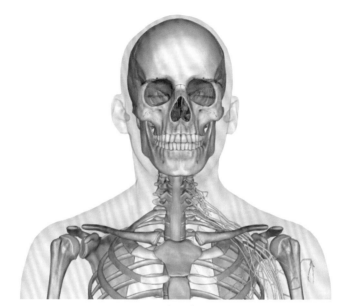

图 5-7-1　臂丛神经（颈段）

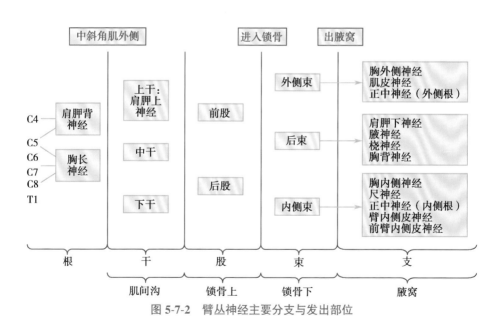

图 5-7-2　臂丛神经主要分支与发出部位

**【针刺方法】**

**1. 神经根出椎间孔处**　患者俯卧位,手触诊到颈5~胸1脊椎的横突后结节(颈3约平舌骨,颈4约平甲状软骨上缘,颈总动脉在此平面分叉,颈6约平环状软骨,在锁骨上约3横指。再依次寻找其他横突),针尖从颈部后方对着后结节刺入,深2~4cm,刺中横突后结节后略退针,向外侧调整针尖方向,刺向后结节外侧缘方向,刺中神经时有麻窜感。参见图5-7-3。

**2. 前、中斜角肌之间**　患者去枕平卧,头转向对侧,患侧肩下垫薄枕,上肢紧贴身旁。在胸锁乳突肌后缘环状软骨水平(颈6横突稍向外下),此处一般为一个三角形凹陷,即前、中斜角肌间隙,抬头更明显,底边为肩胛舌骨肌、锁骨下动脉(在三角形底边处可触及锁骨下动脉搏动,稍用力触压有局部或上肢的异感)。该间隙相当于臂丛的上、中干。入针点为前、中斜角肌间隙与环状软骨水平线的交点,左手示指和中指可固定在肌间沟处,右手持针垂直皮肤进针,若病变偏桡侧、肩峰,进针方向应偏高,若偏尺侧,进针方向应偏下,患者有电麻感出针。参见图5-7-4。

**3. 锁骨上针刺**　患者仰卧或坐位,头略向后仰并向对侧扭转45°。在锁骨中点上方1~1.5cm处,用左手示指先仔细触摸锁骨下动脉的搏动,然后将其下压,同时触到第1肋骨表面,该部肋骨由后上向前下,其表面可能触到向腋窝走行的条索样组织(臂丛神经),同时出现上肢或局部的异感,此处即为刺入点。右手持针在此处垂直刺入,约2cm到达第一肋骨表面,若无异感应沿第一肋骨方向提插针尖探寻异感,有异感后出针。参见图5-7-5。

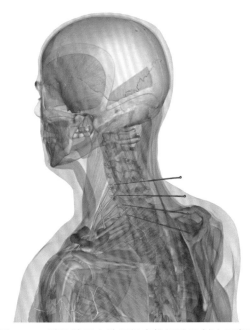

图 5-7-3　臂丛神经之神经根出椎间孔处刺法示意图

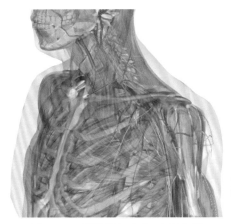

图 5-7-4　臂丛神经之前、中斜角肌
之间刺法示意图

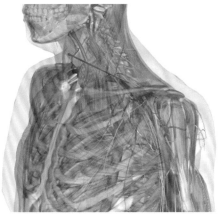

图 5-7-5　臂丛神经之锁骨上刺法示意图

**4. 喙突下针刺**　患者仰卧,上肢稍外展,在喙突内下约 2cm 作为进针点,此处为三角肌、胸大肌间沟,扪之有空虚感。垂直进针后,朝向腋窝方向,穿过胸大肌、胸小肌有落空感时表明针已经进入神经血管间隙,同时出现麻窜感。参见图 5-7-6。

**5. 腋窝针刺**　患者仰卧,肩胛下垫一薄枕,患肢外展 90°,屈肘,手背贴床且靠近头部行军礼状,完全显露腋窝。先在腋窝触摸到动脉搏动,再沿动脉走向,取动脉搏动点最高点(腋窝顶部),左手固定腋动脉,右手持针,避开动脉垂直刺入皮肤,斜向腋窝方向,缓慢进针,进入动脉鞘时可有突破感,可见针随动脉搏动,或患者有电麻感,即为刺中臂丛。参见图 5-7-7。

【注意事项】

1. 在椎间孔针刺时,需要了解神经根与椎间孔之间的关系,比如 $C_4$ 神经根出 $C_3/C_4$ 椎间孔,$C_5$ 神经根出 $C_4/C_5$ 椎间孔,$C_6$ 神经根出 $C_5/C_6$ 椎间孔,可以根据患者的临床症状选择相应的神经根针刺。

2. 前、中斜角肌之间针刺,适合于锁骨、肩部、肘部、上臂的关节及软组织损伤,臂丛神经的内下方有椎动脉通过,胸锁乳突肌下方前斜角肌表面有膈神经走行,应加以注意。

3. 前、中斜角肌之间和锁骨上针刺时,要注意避免气胸的发生,气胸发生是针刺破胸膜和肺泡所致。肺尖危险区在第 1 肋的内侧。欲防止胸膜损伤,最好先由锁骨中点偏外侧进针,针刺不宜过深,徐徐进入,如遇患者呛咳,是为针尖刺激胸膜所致,应立即退针。在神经根出椎间孔处和腋窝针刺比较安全。

4. 腋窝针刺法,更适用于手、前臂、上臂、肩部等区域的软组织损伤或者疼痛,此入路法不推荐寻找异感。

5. 为避免发生上文提及的并发症,并提高精准性,可在超声引导下避开血管和胸膜穿刺。

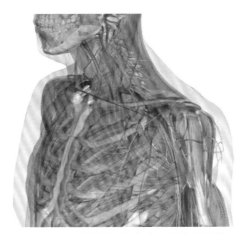

图 5-7-6　臂丛神经之喙突下刺法示意图

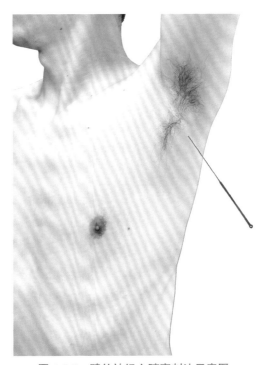

图 5-7-7　臂丛神经之腋窝刺法示意图

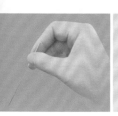

# 第六章
# 上肢与肩带部神经

## 一、肩胛背神经

【解剖位置】肩胛背神经起自第4、5颈神经的前支,出椎间孔时被前斜角肌覆盖,向后下方越过(或穿过)中斜角肌。行走于肩胛提肌、上后锯肌、后斜角肌之间。沿着菱形肌的前面向内走行1~5cm到肩胛骨的脊柱缘,与肩胛背动脉紧密相邻。沿着肩胛骨内侧缘下行到肩胛下角。肩胛背神经单独支配菱形肌,和来自颈3、颈4神经的分支共同支配肩胛提肌。肩胛背神经没有皮支,所以无感觉缺损区。参见图6-1-1。

要点总结:肩胛背神经运动支支配菱形肌、肩胛提肌;没有皮支。

【相关病症】脊柱中线和肩胛内侧缘之间区域的疼痛、肩胛内上角疼痛。

【相关穴位】肩外俞、肩中俞、大杼、风门、肺俞、厥阴俞、附分、魄户、膏肓、神堂、膈关、肩井。

【治疗部位】

**1. 颈5神经根出口处**　也是中斜角肌的腱性起始部。

**2. 菱形肌上口**　在第3、4胸椎棘突旁开约3cm处。

【针刺方法】

**1. 颈5神经根出口处**　患者俯卧或坐位,医者左手触诊颈5横突后结节(颈4横突约平甲状软骨上缘,颈6横突约平环状软骨,颈4~6横突之中点即为颈5横突),针尖从颈部后方对着后结节刺入,深1~3cm,刺中横突后结节后略退针,向外侧调整针尖方向,刺向后结节外侧缘方向,刺中神经时有麻窜感。参见图6-1-2。

**2. 菱形肌上口**　俯卧位或者坐位,于第3、4胸椎棘突旁开约3cm处定位,常规消毒后,向下斜刺。深度不宜超过横突结节,以出现酸麻胀为宜。参见图6-1-3。

**【注意事项】** 菱形肌针刺勿过深,避免引起气胸。

**【作者体会】** 上述针刺方法中第 1 条为作者经验,一般可以快速见效。

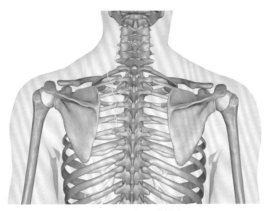

图 6-1-1　肩胛背神经

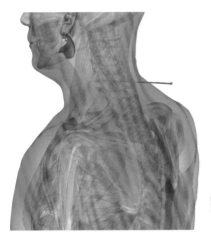

图 6-1-2　肩胛背神经之颈 5 神经根
　　　　　出口刺法示意图

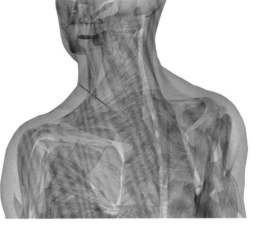

图 6-1-3　肩胛背神经之菱形肌上口刺法示意图

视频 6-1-1
肩胛背神经讲解
及刺法演示

## 二、胸长神经

【解剖位置】胸长神经发自臂丛的根部(颈 5~7 神经根,来自颈 5 和颈 6 的分支最大),经臂丛的后方、肩胛上神经的深部进入腋腔,沿胸侧壁下行,越过前锯肌上缘分布于其外侧面和乳房外侧,支配前锯肌。参见图 6-2-1。

要点总结:胸长神经支配前锯肌。

【相关病症】侧胸痛、翼状肩。

【相关穴位】食窦、大包、渊腋、辄筋。

【治疗部位】

1. 颈 5、6 神经根出口处。

2. 前锯肌表面。

【针刺方法】

**1. 颈 5、6 神经根出口处**　俯卧或坐位,左手触诊颈 5、6 横突后结节(颈 4 约平甲状软骨上缘,颈 6 约平环状软骨,颈 4~6 横突间中点即为颈 5 横突),针尖从颈部后方对着后结节刺入,深 1~3cm,刺中横突后结节后略退针,向外侧调整针尖方向,刺向后结节外侧缘方向,刺中神经时有麻窜感。参见图 6-2-2。

**2. 前锯肌表面**　在腋中线上,触诊手卡压住肋骨,在肋骨表面的前锯肌上平刺进针 1~3cm,勿过深,勿刺入肋间隙。参见图 6-2-3。

【注意事项】前锯肌针刺时勿咳嗽,以免损伤胸膜,造成气胸。

【作者体会】由于胸长神经穿过中斜角肌的腱性纤维组织,因此当中斜角肌劳损、无菌性炎症或者肌肉痉挛时可导致胸长神经卡压。中斜角肌起点为第 2~7 颈椎横突后结节,因此上述针刺方法 1 也是针对中斜角肌的治疗。

结构针灸
Structure-based Medical Acupuncture

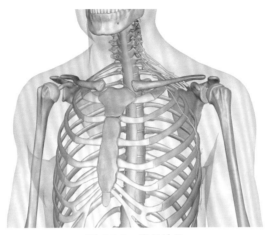

图 6-2-1　胸长神经

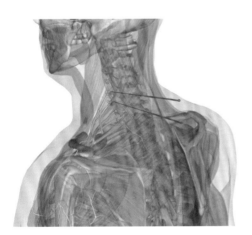

图 6-2-2　胸长神经之颈 5、6 神经根
出口刺法示意图

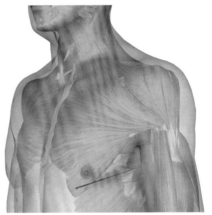

图 6-2-3　胸长神经之前锯肌刺法示意图

# 三、肩胛上神经

【解剖位置】肩胛上神经起自颈 5、颈 6 神经根,是臂丛神经上干发出的一大分支,向外行于斜方肌和肩胛舌骨肌的深面,在肩胛上横韧带的下方穿经肩胛上切迹,进入冈上窝,行于冈上肌深面并支配该肌,与肩胛上动脉一起迂曲绕过肩胛冈的外侧缘到达冈下窝,再次发出两个分支,一支分布于冈下肌,另一支到肩关节和肩锁关节。肩胛上神经很少有皮支,若有,则靠近肩峰尖处穿过三角肌,支配臂近端 1/3 的皮肤。参见图 6-3-1。

要点总结:肩胛上神经支配冈上肌、冈下肌和肩关节,很少有皮支。

【相关病症】肩锁关节、肩关节疼痛,外展上举时加重;肩外展、外旋无力。

【相关穴位】巨骨、臑俞、天宗、秉风、曲垣、天髎。

【治疗部位】

1. 颈 5、6 神经根出口处。

2. 肩胛上切迹。

3. 冈下肌。

【针刺方法】

**1. 颈 5、6 神经根出口处**　俯卧或坐位,左手触诊颈 5、6 横突后结节(颈 4 约平甲状软骨上缘,颈 6 约平环状软骨,颈 4~6 横突间中点即为颈 5 横突),针尖从颈部后方对着后结节刺入,深 1~3cm,刺中横突后结节后略退针,向外侧调整针尖方向,刺向后结节外侧缘方向,刺中神经时有麻窜感。参见图 6-3-2。

**2. 肩胛上切迹**　患者取坐位,背朝术者,双肩放松自然下垂。将肩胛冈三等分,在其中、外 1/3 交接处上约 1cm 处进针,针尖向内下呈 45°,对准肩胛上切迹刺入,深约 3cm,刺中神经时有明显酸胀感,放射至肩关节。参见图 6-3-3。

**3. 冈下肌刺法**　在冈下窝的中点触诊酸痛硬结处,斜刺肌肉约 2cm。有明显酸胀感时出针。参见图 6-3-3。

【注意事项】肩胛上切迹针刺时注意针尖不宜过于朝上,不宜针刺过深,以免刺入胸腔。

【作者体会】上述针刺经验第 3 条为作者经验,治疗肩峰下撞击综合征速效。因肩胛上神经与肩胛上动静脉相伴随,针刺后应及时按压,避免血肿形成。

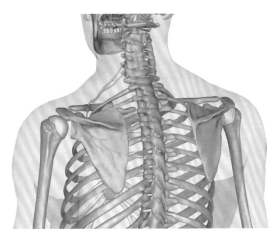

图 6-3-1 肩胛上神经

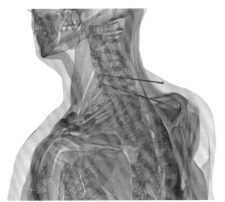

图 6-3-2 肩胛上神经之颈 5、6 神
经根出口处刺法示意图

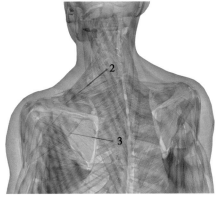

图 6-3-3 肩胛上神经之肩胛上切迹刺法、
冈下肌刺法示意图

视频 6-3-1
肩胛上神经讲解
及刺法演示

## 四、腋神经

【**解剖位置**】腋神经为混合神经,有感觉和运动纤维,含有颈 5~6(也可能有颈 7)神经的纤维。腋神经为臂丛后束的分支,初位于桡神经的外侧及腋动脉之后,并在肩胛下肌之前,由肩胛下肌的下缘伴旋肱后动脉穿过四边孔,绕肱骨外科颈而行至肩后部,分为前、后两支:①前支:伴旋肱后动脉,过肱骨外科颈,经三角肌下到此肌的前缘,分支入该肌,并有皮支分布于该肌的表面皮肤。②后支:入小圆肌及三角肌后部,并延续为臂外侧皮神经,分布于三角肌下部表面的皮肤及肱三头肌长头上部表面的皮肤。参见图 6-4-1。

要点总结:腋神经的运动支支配三角肌、小圆肌;感觉支分布于肩部和臂外侧区上部的皮肤。

体表投影:臂外展 45°,在肩胛冈中点与三角肌止点之连线的中点向外作一水平线,即为腋神经之体表投影。参见图 6-4-2。

【**相关病症**】肩部酸痛麻木、抬肩困难。腋神经损害时,三角肌萎缩,上臂不能向外平举,肩部平削。感觉障碍在肩部外侧,范围很小。

【**相关穴位**】臂臑、极泉、肩贞、肩髎。

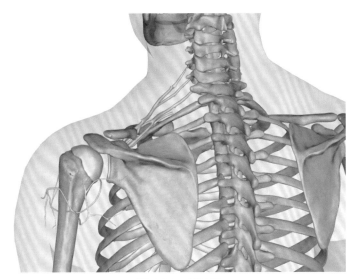

图 6-4-1　腋神经

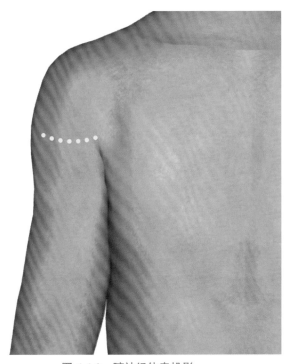

图 6-4-2　腋神经体表投影

【治疗部位】

**1. 神经刺激点**　在肩胛冈中点与三角肌止点连线的中点。

**2. 常见卡压点**　①四边孔；②三角肌后缘中点的筋膜。

【针刺方法】

**1. 神经刺激点**　肩胛冈中点与三角肌止点之间连线中点为进针点，针尖由后向前垂直刺入深约 3cm，有酸胀麻窜感后出针。参见图 6-4-3。

**2. 四边孔卡压点**　四边孔上界为小圆肌，下界为大圆肌，内侧界为肱三头肌长头，外侧界为肱骨外科颈。触诊时沿着肩胛骨外侧缘向上，顶端处为肩胛骨的盂下结节，在盂下结节下约 2cm、外 2cm 处，透过三角肌进行深部触诊，仔细寻找以上肌肉边缘处的硬结，于有明显压痛处直刺，刺中时会有异感向三角肌放射。参见图 6-4-4。

**3. 三角肌后缘中点筋膜卡压点**　患者双臂自然垂放，定位于三角肌后侧缘中点。进行由浅入深的触诊，有明显压痛处可予针刺治疗，刺中时会有异感向三角肌放射。参见图 6-4-5。

【注意事项】避免反复、粗暴刺激损伤神经。四边孔内有腋神经和旋肱后动脉通过，针刺时需要注意避免损伤动脉，起针后需要按压。

【作者体会】三角肌是腋神经单独支配的，三角肌的功能障碍应查找腋神经是否卡压。四边孔松解时针刺小圆肌、大圆肌、肱三头肌肌腹亦有效。

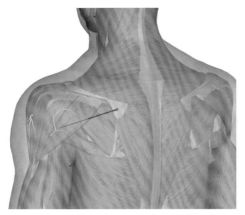

图 6-4-3　腋神经之神经刺激点刺法示意图

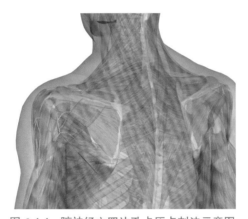

图 6-4-4　腋神经之四边孔卡压点刺法示意图

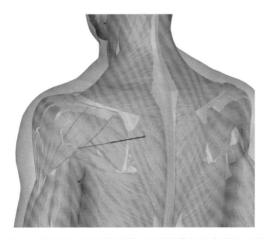

图 6-4-5　腋神经之三角肌后缘中点筋膜卡压点刺法示意图

# 五、肌皮神经

【解剖位置】肌皮神经为混合神经,有感觉和运动纤维。含有颈 5、6、7 神经的纤维。在腋窝部向远端外侧走行,穿过并支配喙肱肌,随后继续在肱肌表面、肱二头肌深面走行,并支配这两块肌肉。接着继续向远端走行,进入肘前窝,并在此处从肱二头肌腱的外侧穿出深筋膜下行,分布于前臂外侧的皮肤,称为前臂外侧皮神经。参见图 6-5-1。

要点总结:肌皮神经运动支支配喙肱肌、肱肌、肱二头肌,感觉支分布前臂外侧的皮肤。

体表投影:手臂下垂,①点为肩锁关节的垂直线与肱骨外科颈水平线的交点,②点为肱二头肌腱之外侧。两点连线为肌皮神经的体表投影。参见图 6-5-2。

【相关病症】肘痛、屈肘无力、前臂外侧麻木。

【相关穴位】天府、侠白、青灵、天泉、尺泽。

结构针灸
Structure-based Medical Acupuncture

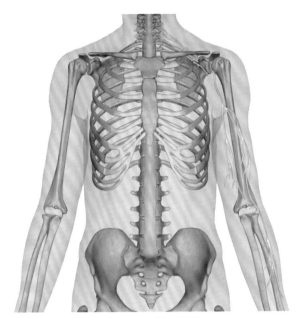

图 6-5-1 肌皮神经

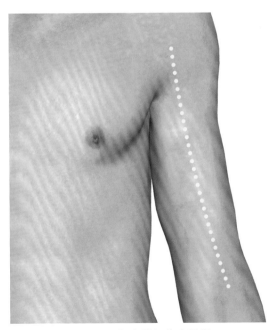

图 6-5-2 肌皮神经体表投影

【治疗部位】以上投影线上均可刺到神经。

**1. 常用神经刺激点** 三角肌止点水平线上,肱二头肌长、短头之间。

**2. 常见卡压点** ①喙肱肌穿出点;②肱二头肌与肱肌之间的筋膜;③肘前窝神经穿出外侧深筋膜处。

【针刺方法】

**1. 神经刺激点** 患者患侧手自然下垂,进针点相当于三角肌止点水平线上,肱二头肌长、短头之间。垂直进针,针深约 2.5cm,刺中神经有麻窜感向前臂外侧放射。参见图 6-5-3。

**2. 喙肱肌穿出点** 患侧上肢外展,在喙突和肱骨内侧中点之间进行触诊,查找压痛点进针。直刺 1~3cm,刺中神经有麻窜感向前臂外侧放射。参见图 6-5-4。

**3. 肱二头肌与肱肌之间的筋膜** 患侧手自然下垂,定位于肱二头肌中点水平,从上臂内侧和外侧,进行深入触诊,查找压痛点进针。直刺 1~3cm,刺中神经有麻窜感向前臂外侧放射。参见图 6-5-4。

**4. 肘前窝神经穿出外侧深筋膜处** 患者屈肘,在肘部肱二头肌腱外侧触诊,有明显压痛处可予针刺治疗,垂直进针,刺中神经有麻窜感向前臂外侧放射。参见图 6-5-4。

【注意事项】勿反复、粗暴刺激,以免损伤神经。

结构针灸
Structure-based Medical Acupuncture

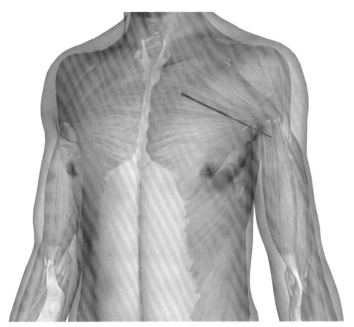

图 6-5-3　肌皮神经之神经刺激点刺法示意图

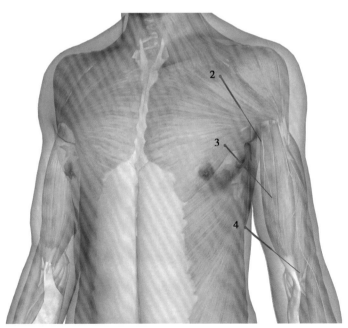

图 6-5-4　肌皮神经之喙肱肌穿出点、肱二头肌与肱肌之间的
筋膜、肘前窝神经穿出外侧深筋膜处刺法示意图

## 六、桡神经

【解剖位置】桡神经为混合神经,有运动和感觉纤维,来自颈5~胸1神经的前支,是臂丛后束的最大分支。桡神经从臂丛后束分出后,于腋动脉和肱动脉的后方,肩胛下肌、背阔肌、大圆肌的前方下行,接着伴随肱深动脉,在肱三头肌长头和内侧头之间,向背侧斜行穿过大圆肌下缘,沿肱骨桡神经沟转至肱骨后,行旋向外下,在肱骨外上髁上方穿过外侧肌间隔。至肱桡肌和肱肌之间,继续下行于肱肌和桡侧腕长伸肌之间。桡神经在肱骨外上髁的前方分成深支(骨间后神经)和浅支。桡神经深支(骨间后神经)主要为肌支,在桡骨颈外侧穿过旋后肌的一个肌性间隙(深支穿过旋后肌称为骨间后神经),到达前臂背面,沿前臂骨间膜的后面,在前臂浅、深伸肌群之下行走,到达腕关节的背面。沿途发出分支分布于前臂伸肌群、桡尺远侧关节、腕关节和掌骨间关节。桡神经浅支为皮支,沿着外上髁的前外侧继续下行,沿桡动脉之外侧,经旋前圆肌、指浅屈肌和拇长屈肌的桡侧前面,至前臂的中下1/3交界处(腕上约7cm处),离开桡动脉,经肱桡肌腱下,从桡侧腕长伸肌和肱桡肌交界处的锐性腱隙之间,从筋膜深层穿到皮下,转至手背穿出筋膜,分成五个指支,分布于手背桡侧半皮肤和桡侧2个半手指近节背面的皮肤。参见图6-6-1。

要点总结:桡神经的运动支支配上臂和前臂的全部伸肌。其感觉纤维分布于上臂后面的皮肤、前臂背面的皮肤、手背桡侧半皮肤和桡侧2个半手指近节背面的皮肤。

桡神经体表投影可分上臂和前臂两部:

**1. 上臂**　①点:腋后横纹端;②点:自肩峰至外上髁作一连线,其中、下1/3交接处;③点:肘横纹中、外1/3交接处。以上三点连线即为桡神经在上臂的体表投影。

**2. 前臂**　①点:肘横纹中、外1/3交接处;②点:将前臂之外侧缘(自外上髁至桡骨茎突)三等分,其中、下1/3交接处;③点:第一掌骨底之背侧。以上三点连线即为桡神经在前臂的体表投影。参见图6-6-2。

【相关病症】桡神经损伤以腕、肘部的伸展运动障碍为主要症状,呈典型的"腕垂手"(见图6-8-4A):患肢腕部下垂,无力上举,伴手背桡侧半(虎口处)皮肤的感觉减退。具体如下:

**1. 损伤发生在肘部之上**　常同时损伤桡神经浅支、深支,出现伸肘、伸腕、伸指功能障碍及手背桡侧感觉障碍。

**2. 损伤发生在肘部** 伸肘功能可不受影响，伸腕、伸指功能发生障碍，伴手背桡侧感觉障碍。

**3. 损伤在前臂远端** 运动功能，即伸肘、伸指、伸腕功能良好，仅有手背桡侧感觉障碍。

【相关穴位】孔最、列缺、经渠、太渊、鱼际、二间、三间、合谷、阳溪、偏历、温溜、下廉、上廉、手三里、曲池、肘髎、手五里、臂臑、极泉、肩贞、外关、支沟、会宗、三阳络、四渎（骨间后神经）、天井、清冷渊、消泺、臑会、肘尖、中泉、中魁、大骨空、腰痛点（第一穴）、外劳宫、八邪（大都、上都、中都）。

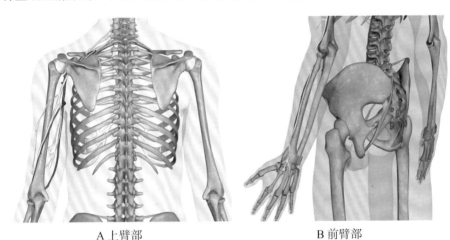

A 上臂部        B 前臂部

图 6-6-1　桡神经

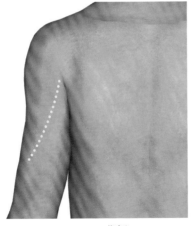 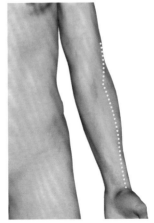

A 背侧        B 前侧

图 6-6-2　桡神经体表投影

【治疗部位】常见卡压点：

**1. 桡神经沟**　上臂后正中线中间点。

**2. 桡神经穿出外侧肌间隔处**　肱骨外上髁直上约 8cm 处。

**3. 桡管**　肱骨内外髁间作一连线，该横线上肱二头肌腱外缘约 1cm 处。

**4. 旋后肌管**　肱骨外上髁下方 2~3cm。

**5. 桡神经浅支穿出点**　前臂的中、下 1/3 交界处(腕上约 7cm 处)，桡侧腕长伸肌和肱桡肌交界处。

【针刺方法】

**1. 桡神经沟处**　上臂后正中线中点，垂直进针，直达骨质，深 2~3cm，刺中桡神经时有明显的麻窜感，向臂、手之桡侧放散。参见图 6-6-3。

**2. 桡神经穿出外侧肌间隔处**　自肩峰至外上髁连线三等分，在中、下 1/3 交界处(外上髁的外侧直上约 8cm 处)，垂直进针，深约 1.5cm，针感同上。参见图 6-6-4。

**3. 桡管**　桡管的内侧壁为肱肌和肱二头肌，外侧壁为桡肱肌起始部，后侧壁为外上髁和桡侧腕伸肌。此处桡神经主干分成浅、深两支。定位：肱骨内上髁、外上髁作一连线，于该横线与肱二头肌腱外缘交点进行触诊，有明显压痛处为进针点，针沿二头肌腱外侧缘刺入，针将接触肱骨时便可刺中桡神经，针感同上。参见图 6-6-5。

結構針灸
Structure-based Medical Acupuncture

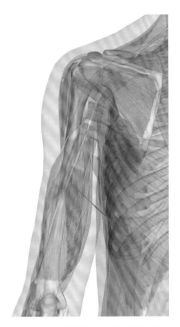

图 6-6-3 桡神经之桡神经沟
处刺法示意图

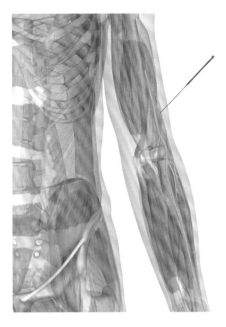

图 6-6-4 桡神经之穿出外侧肌间隔处
刺法示意图

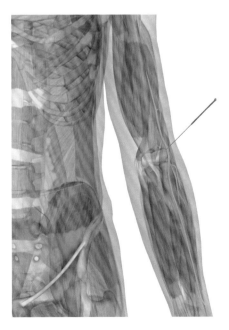

图 6-6-5 桡神经之桡管刺法示意图

**4. 旋后肌管** 肱骨外上髁下方 2~3cm,进行触诊,或者让患者伸肘抗阻旋后,有明显压痛处。直刺,深 1.5~3cm,以局部酸麻胀为宜。参见图 6-6-6。

**5. 桡神经浅支穿出点** 确定前臂外侧中、下(远)1/3 交界处,约在腕横纹桡侧向上 3~4cm,由浅入深地触诊,深度要达骨膜,有明显压痛处针刺。深约 1.5cm,以局部酸麻胀为宜。参见图 6-6-7。

【注意事项】避免反复粗暴穿刺损伤神经。桡神经和血管伴行,应避免损伤血管,针刺后压迫局部可避免血肿的发生。

【作者体会】桡神经损伤多见于睡眠时以手臂代替枕头、醉酒后枕手臂睡觉等情况。针刺时分析卡压点,有针对性地治疗效果较好。

结构针灸
Structure-based Medical Acupuncture

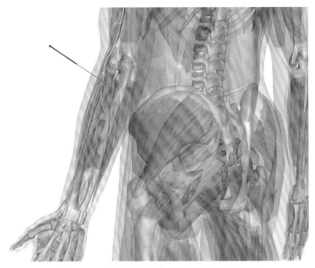

图 6-6-6　桡神经之旋后肌管刺法示意图

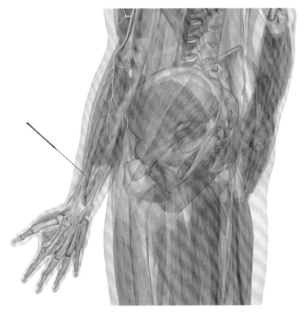

图 6-6-7　桡神经之桡神经浅支穿出点刺法示意图

视频 6-6-1
桡神经损伤病例
讲解

# 七、正中神经

【解剖位置】正中神经为混合神经,有感觉和运动纤维,来自颈 6~ 胸 1 神经的前支。由分别发自臂丛内侧束和外侧束的内侧根和外侧根会合而成。两根夹持腋动脉,在腋动脉下段的前方或在其外侧合成正中神经主干,下行于肱动脉的外侧,继而在臂部沿肱二头肌内侧沟下行。下行途中,逐渐从外侧跨过肱动脉至其内侧。沿肱动脉内侧下行至肘窝。经肱二头肌腱后方、肱肌前面到达前臂。穿过旋前圆肌两头之间和指浅屈肌腱弓后在前臂正中下行,行于指浅、指深屈肌之间,至腕部的腕横韧带上方约 5cm 处,行走于皮下,此时位于桡侧腕屈肌腱和掌长肌腱之间,并进入屈肌支持带深面的腕管,最后在掌腱膜深面分布至手掌及桡侧三个半手指的掌面皮肤及其中节和远节指背的皮肤。

正中神经的分支(参见图 6-7-1):

第 1 条分支起自肱骨内侧髁上方 2~3cm 处,到达并支配旋前圆肌。

第 2 条分支起自肱骨内侧髁水平,到达并支配掌长肌、桡侧腕屈肌和指浅屈肌。

第 3 条分支为骨间前神经,在指浅屈肌腱弓近端发出,与骨间前血管伴行,向深部沿前臂骨间膜向下走行,支配拇长屈肌、示指和中指的深屈肌和旋前方肌。此支没有皮支发出。

第 4 条分支为掌侧皮神经,在近端掌横纹的近侧约 3cm 处发出,穿过掌腱膜,到达屈肌支持带浅面,分为外侧皮支和内侧皮支。外侧皮支分布到大鱼际皮肤,内侧皮支分部到掌心皮肤。

第 5 条分支常起自腕管内或腕管远端,在正中神经主干的外侧,支配鱼际肌(拇收肌除外)。

要点总结:正中神经运动支支配旋前圆肌、掌长肌、桡侧腕屈肌、指浅屈肌、拇长屈肌、指深屈肌、旋前方肌、第 1 及第 2 蚓状肌和鱼际肌(拇收肌除外),控制前臂的旋前、屈腕和屈指,以及拇指的对掌和外展,不支配上臂的肌肉。

正中神经感觉支分布于桡侧半手掌、桡侧三个半手指掌面皮肤及其中节和远节指背的皮肤。

体表投影:①点,肱动脉起始的搏动处;②点,将肘横纹三等分,在中、内 1/3 交接处;③点,腕部掌长肌与桡侧腕屈肌之间。以上 3 点连线为正中神经的体表投影。参见图 6-7-2。

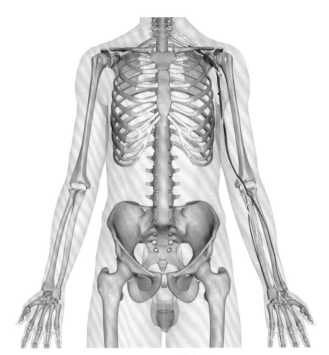

图 6-7-1　正中神经

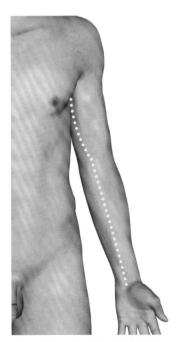

图 6-7-2　正中神经体表投影

【相关病症】

**1. 损伤发生在上臂**　正中神经所支配的肌肉完全麻痹（因正中神经在肘以上无分支）。临床表现为前臂旋前、屈腕无力，拇指、示指、中指屈曲无力，拇指不能外展，不能对掌及对指，呈"祝福手"畸形（见图 6-8-4C）。手指和手掌感觉麻木。

**2. 损伤位于前臂中 1/3 或下 1/3 时（前臂肌支发出处的远端至腕管近端）**　表现为手的桡半侧感觉障碍，旋前圆肌、腕屈肌及指屈肌功能仍可保存，运动障碍仅限于拇指外展、屈曲和对掌。

**3. 损伤部位在腕管内**　表现为拇指、示指、中指和环指桡侧半感觉异常和 / 或麻木，鱼际肌群萎缩，但是手掌无感觉减退。夜间手指麻木很多时候是腕管综合征的首发症状。很多患者手指麻木不适可通过改变上肢的姿势或甩手而得到一定程度的缓解。

参见图 6-7-3 至图 6-7-5。

【相关穴位】尺泽、鱼际、少商、商阳、二间、三间、极泉、青灵、少海、曲泽、郄门、间使、内关、大陵、劳宫、中冲、二白（内侧穴）、四缝、十宣（拇指、示指、中指）。

结构针灸
Structure-based Medical Acupuncture

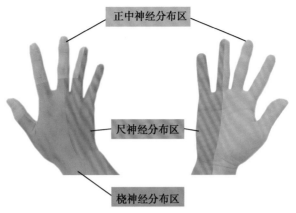

图 6-7-3 桡神经、正中神经、尺神经手掌感觉区

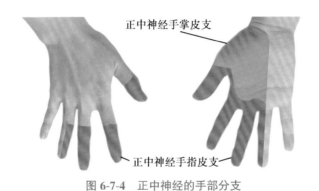

图 6-7-4 正中神经的手部分支

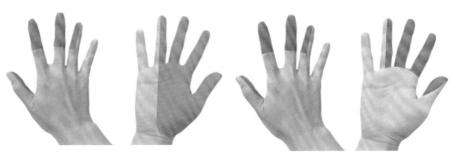

A 前臂及以上正中神经损伤　　B 腕管内的正中神经损伤

图 6-7-5 正中神经损伤感觉障碍区

【治疗部位】

**1. 神经刺激点**　在上述投影任何一点均可刺中正中神经,但在以下三点更易刺中该神经:①肘窝处;②前臂中点;③掌侧腕横纹上 2 寸。

**2. 卡压点**

(1)Struthers 韧带:约 1% 的人在肱骨内上髁近端约 5cm 处的肱骨内侧面有一个骨性突起结构,名为髁上棘,其中 2/3 有 Struthers 韧带,将肱骨内上髁与髁上棘连接起来,形成骨纤维管,管内穿行正中神经和肱动脉。

(2)肱二头肌腱膜:肱二头肌腱膜覆盖肘窝,使肱二头肌间接与尺骨相连,这个腱膜紧张有可能刺激正中神经。特点是肘关节抗阻屈曲时引发症状。

(3)旋前圆肌:正中神经在穿过旋前圆肌的两个头时,有可能受到挤压和压迫。常见于前臂反复用力旋前的人群中,因此也称为旋前圆肌综合征。特点是抗阻旋前时引发症状。

(4)指浅屈肌腱弓:正中神经穿过指浅屈肌两个头之间的纤维腱弓,也可能受到压迫和刺激。特点是抗阻屈指时引发症状。

(5)骨间前神经易卡压部位:在前臂前方中、上 1/3 交界处,骨间前神经起始部穿过旋前圆肌或指浅屈肌的纤维嵴下方,此处容易受卡压。本支神经损伤没有感觉减退区,典型症状是由于拇指和示指末节指骨屈曲无力,使患者不能用拇指和示指成 O 形,但不会出现麻木和麻刺感。

(6)腕管:腕横韧带与腕骨构成骨 - 纤维性管道,长约 2cm,宽约 2.5cm。正中神经穿过时容易受卡压。屈腕或者背伸腕关节的时候可以诱发症状。

【针刺方法】

**1. 肘窝处**　在肘窝横纹内、中 1/3 交接处摸到动脉的跳动,在动脉之内侧稍用力按压患者会感到酸胀,在此处垂直进针深约 1.5cm,出现胀麻感,即为刺中正中神经,有时针感向前臂放散。参见图 6-7-6。

**2. 前臂中点**　在肘横纹中点与腕横纹中点的连线的中点,垂直进针2~3cm,刺中神经时针感向前臂放散。参见图 6-7-6。

**3. 掌侧腕横纹上约 5cm**　掌长肌腱与桡侧腕屈肌腱之间,垂直进针2~3cm,刺中神经时针感向前臂放散。参见图 6-7-6。

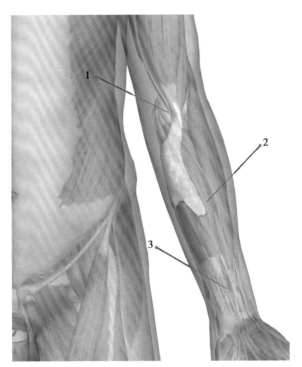

图 6-7-6 正中神经刺激点刺法示意图

**4. Struthers 韧带卡压点**　在内上髁近端向上约 5cm 处,由浅入深触诊到骨膜,查找 Struthers 韧带,在明显压痛处直刺 1~3cm,刺中神经时麻窜感向前臂放散。参见图 6-7-7。

**5. 肱二头肌腱膜卡压点**　患者仰卧,微屈肘,掌心朝上。定位患者肘窝处的肱二头肌肌腱,触诊肱二头肌腱膜,有明显压痛处垂直针刺 1~3cm,刺中神经时麻窜感向前臂放散。参见图 6-7-7。

**6. 旋前圆肌卡压点**　前臂做抗阻旋前时,在肘关节下方可以触到旋前圆肌,寻找硬结压痛点,直刺或斜刺,1~3cm,刺中神经时麻窜会向手臂远端放散。参见图 6-7-7。

**7. 指浅屈肌腱弓卡压点**　在旋前圆肌远端,由浅入深触诊,有明显压痛处可予直刺或斜刺,1~3cm,刺中神经时麻窜会向神经远端放射。参见图 6-7-7。

**8. 骨间前神经卡压点**　治疗定点约为前臂前方中、上 1/3 交界处。触诊硬结和压痛点,直刺或斜刺 1~3cm。刺中神经时麻窜会向神经远端放射。参见图 6-7-7。

**9. 腕管卡压点**　在腕管处,用粗针沿着纵轴方向,在腕横韧带下方从近端向远端平刺 1~3cm 松解。不必追求异感。参见图 6-7-7。

【注意事项】勿反复、粗暴刺激,避免损伤神经。

【作者体会】

1. 在正中神经卡压诊断中,可以根据检查到的肌力减退和感觉障碍来判断卡压的节段,例如,如果有旋前圆肌的肌力减弱,说明 Struthers 韧带以上卡压;如果仅有手的桡半侧出现感觉障碍,运动功能无影响,说明损伤部位在腕部或前臂肌支发出处的远端;如果手掌桡侧和拇指、示指、中指皮肤均有感觉异常,提示卡压点位于腕管以上;如果仅有手指皮肤感觉异常而手掌桡侧皮肤正常,提示卡压点在腕管内;大拇指指间关节和示指远端指间关节无法屈曲表明骨间前神经受到卡压。

2. 旋前圆肌的卡压多见于手臂旋转过多的从业者,例如篮球运动员和一些特殊操作的工人。

3. 腕管卡压时一些医生习惯用针刀松解腕管,笔者用毫针松解掌长肌、腕横韧带等有一定效果,且较为安全。

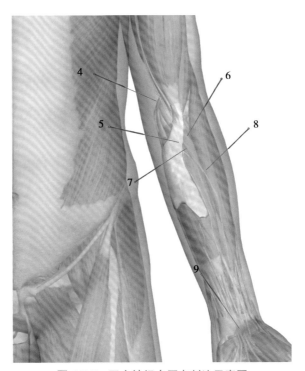

图 6-7-7　正中神经卡压点刺法示意图

视频 6-7-1
正中神经卡压查
体与针刺演示

# 八、尺神经

【解剖位置】尺神经为混合神经,有感觉和运动纤维,来自颈 7~ 胸 1 神经的前支。尺神经起于臂丛内侧束,从腋动、静脉之间穿出腋窝,在肱二头肌内侧沟沿肱动脉内侧下行至上臂中部。在肱骨内侧髁上方约 10cm 处,穿内侧肌间隔,通过一个长 5~6cm 的弧形纤维管。该纤维管的壁为内侧肌间隔和包裹肱三头肌内侧头的纤维鞘,称为 Struthers 弓,位于上臂中下 1/3,距离内上髁约 8cm。尺神经穿过它至臂后区,下行至肱骨内上髁与鹰嘴之间的尺神经沟,在此由后向前穿过尺侧腕屈肌起点(尺侧腕屈肌肱骨头和尺骨头之间弓形韧带),行至前臂前内侧部。到达前臂后,尺神经伴随尺动脉,在其内侧下行于尺侧腕屈肌和指深屈肌之间,并发出分支支配二肌。尺神经的上半部分被尺侧腕屈肌遮盖,下半部分较浅,位于该肌外侧,只有皮肤和筋膜覆盖。尺神经在前臂 1/2 处发出两个感觉分支——背侧皮支和掌皮支。主干继续走行在豌豆骨桡侧,穿过 Guyon 管进入手部。Guyon 管内侧壁为豌豆骨,外侧壁为钩状骨的钩部,底部是腕横韧带,顶部是屈肌支持带的浅层。尺神经在 Guyon 管远端与尺动脉一起分成浅行的感觉支和深在的运动支。浅支支配第 4、5 指的感觉,深支支配小鱼际肌群、手内肌和部分大鱼际肌群的肌肉。参见图 6-8-1、图 6-8-2。

尺神经的分支:

**1. 关节支**　支配肘关节,还发出关节细支至桡腕关节、腕骨间关节、腕掌关节和掌骨间关节等。

**2. 肌支**　在上臂远端 1/3 发出的肌支支配肱三头肌内侧头,在前臂发出的分支支配尺侧腕屈肌和指深屈肌的尺侧半。

**3. 背侧皮支**　约起始于前臂中部,向前臂远端背侧走行于尺骨和尺侧腕屈肌腱之间,当此神经走行距离腕关节几厘米时,穿过前臂筋膜走行于皮下。分布于手背尺侧半和小指、环指尺侧半的指背皮肤,以及环指桡侧半和中指尺侧半的近节指背皮肤。

**4. 掌侧皮支**　约在腕近侧 5~10cm 处发出,沿尺动脉下降并支配尺动脉。然后穿过深筋膜,终止于掌部皮肤,并与正中神经的手掌支交通,也支配掌短肌。

**5. 浅终支**　行于掌腱膜深面,分布于小鱼际表面的皮肤、小指的掌面皮肤和环指尺侧半掌面皮肤,并延伸至手指远节背面的皮肤。该支供应掌短肌。

**6. 深终支**　与尺动脉深支伴行,支配小鱼际肌,第 3、4 蚓状肌,拇收肌和所有骨间肌。

另外,起于前臂和手的尺神经血管支还供应尺动脉和掌动脉。

要点总结:

1. 尺神经的运动支支配肱三头肌内侧头,尺侧腕屈肌,指深屈肌的尺侧半,掌短肌,小鱼际肌,第3、4蚓状肌,拇收肌和所有骨间肌。

2. 尺神经的感觉支分布于手背尺侧半、小指指背、环指尺侧半的指背皮肤,环指桡侧半和中指尺侧半的近节指背皮肤,还有小鱼际表面的皮肤、小指的掌面皮肤和环指尺侧半掌面皮肤。

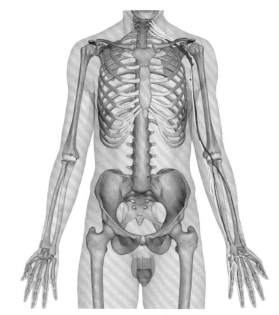

图 6-8-1　尺神经

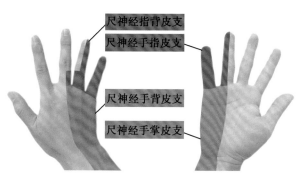

图 6-8-2　尺神经的手部分支

体表投影:可分上臂和前臂两部分(参见图 6-8-3)。

**1. 上臂**　肱动脉始端搏动点开始,沿肱骨内侧向下到肱骨内上髁与鹰嘴之间。

**2. 前臂**　内上髁的前面(肘横纹中、内 1/3 交接处)与豌豆骨的桡侧的连线。

【**相关病症**】尺神经容易受到损伤的部位,包括肱骨内上髁的后方,尺侧腕屈肌的起点处和豌豆骨的外侧。在前两个部位受损时,运动障碍主要表现为屈腕力减弱,环指和小指远节的指关节不能屈曲,小鱼际肌和骨间肌萎缩,拇指不能内收,各指不能相互靠拢。同时各掌指关节过伸,出现"爪形手"(见图 6-8-4 B)。感觉障碍表现为手掌和手背内侧缘的皮肤感觉丧失。可根据感觉缺失的位置,大致判断损伤的节段。参见图 6-8-5。若在豌豆骨处受损,由于手的感觉支已经发出,所以手的感觉不受影响,主要表现为骨间肌的运动障碍。如果合并正中神经损伤,会造成完全的爪形手,即鱼际和小鱼际萎缩扁平,拇指内收屈曲,称为"猿手"畸形(见图 6-8-4 D)。

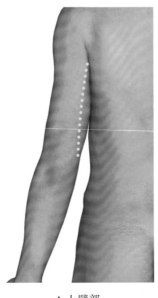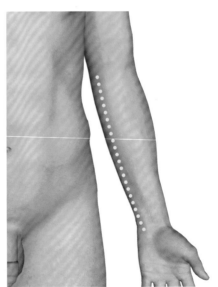

A 上臂部　　　　　　　　　　B 前臂部

图 6-8-3　尺神经的体表投影

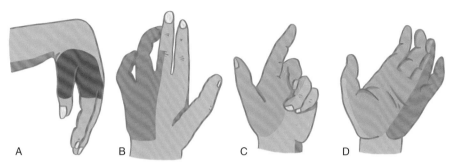

A. 桡神经损伤；B. 尺神经损伤；C. 正中神经损伤；D. 正中神经与尺神经合并损伤。

图 6-8-4 桡神经、正中神经、尺神经损伤手型

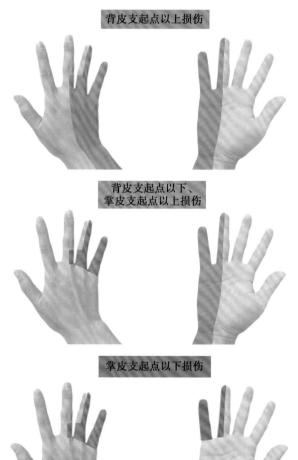

背皮支起点以上损伤

背皮支起点以下、
掌皮支起点以上损伤

掌皮支起点以下损伤

图 6-8-5 尺神经损伤节段与手部感觉表现

【相关穴位】极泉、青灵、灵道、通里、阴郄、神门、少府、少冲、少泽、前谷、后溪、腕骨、阳谷、养老、支正、小海、关冲、液门、中渚、阳池、中魁、小骨空、腰痛点(第二穴)、八邪(第四穴,下都)、四缝(第四、五指)、十宣(环指、小指)。

【治疗部位】尺神经常见的卡压点有 6 个。

**1. Struthers 弓**　起于肱三头肌内侧头,止于内侧肌间隔增厚的筋膜带,存在于 70% 的正常人群中,位于肱骨内上髁近侧约 8cm,宽 1.5~2cm,斜行从尺神经表面经过。其前界为臂内侧肌间隔,外界为肱三头肌内侧头的深部纤维。注意不要与 Struthers 韧带混淆,后者连接肱骨内侧的髁上突与内上髁,与正中神经卡压有关。

**2. 尺神经沟**　尺神经沟在肱骨内上髁与尺骨鹰嘴之间,前界为肱骨内上髁,外界为鹰嘴和尺肱韧带,内界为纤维腱膜结构。

**3. 尺侧腕屈肌起点**　在尺侧腕屈肌的肱骨头和尺骨头之间,有一弓形韧带,尺神经从此穿过时容易受到卡压。约在尺神经沟远端 1.5cm。

**4. 屈肌 - 旋前圆肌腱膜**　尺神经有可能被增厚的屈肌 - 旋前圆肌腱膜卡压,即为尺侧腕屈肌和指深屈肌之间的部位,约在前臂中部近端,距内上髁约5cm。

**5. 尺神经穿出尺侧腕屈肌处**　尺神经进入尺侧腕屈肌,在肌内行走 10cm左右,穿出筋膜层,位于屈指深、浅肌肉之间。此处容易卡压。约位于腕横纹近端 7cm 处。

**6. Guyon 管**　Guyon 管内侧壁为豌豆骨,外侧壁为钩状骨的钩部,腕横韧带组成底部,腕掌侧韧带组成顶部,尺神经在 Guyon 管穿行时易受卡压。

【针刺方法】

**1. Struthers 弓**　肱骨内上髁上约 8cm 处,触诊结节、僵硬或酸胀处,向远端斜刺 1~2cm。以局部酸麻胀为宜。参见图 6-8-6。

**2. 尺神经沟**　在肱骨内上髁与尺骨鹰嘴之间的尺神经沟内,可扪及尺神经,重压时出现异感处为进针点。针刺入皮肤后与神经走行平行,沿神经沟推进,或稍向内侧进针,针深约 0.5cm,刺中尺神经时麻胀向前臂、手之尺侧放射。参见图 6-8-6。

**3. 尺侧腕屈肌的肱骨头和尺骨头之间**　在肘管远端约 1.5cm,触诊结节、僵硬或酸胀处,斜刺 1~2cm。刺中尺神经时麻胀向前臂、手之尺侧放射。参见图 6-8-6。

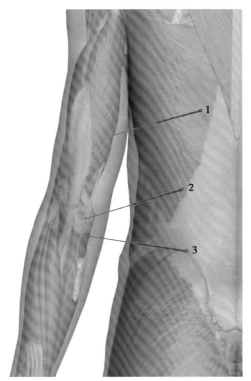

图 6-8-6　尺神经之 Struthers 弓、肘管、尺侧腕屈肌的
肱骨头和尺骨头之间刺法示意图

**4. 屈肌 - 旋前圆肌筋膜**　前臂中部近端,距内上髁 5cm 左右,触诊增厚的尺侧腕屈肌、指深屈肌及旋前圆肌,寻找结节、僵硬或酸胀处,斜刺 1~2cm。刺中尺神经时麻胀向前臂、手的尺侧放射。参见图 6-8-7。

**5. 尺神经穿出尺侧腕屈肌处**　距离腕横纹近端约 7cm 处,触诊尺侧腕屈肌,寻找结节、僵硬或酸胀处,斜刺 1~2cm。参见图 6-8-7。

**6. Guyon 管**　首先定位于豌豆骨和钩状骨之间,然后向桡侧远端触诊,有明显压痛处直刺 0.5~1cm,刺中神经时会向手指远端放射。

【注意事项】勿反复、粗暴刺激,避免损伤神经。

【作者体会】在肘管的操作过程中,患者肘关节可微屈,角度不宜小于90°,因为有的人肘关节弯曲超过一定限度时,尺神经并不在肱骨内上髁的后面而在其前面。肘管综合征也常发生在睡觉时,患者的主诉常常为"被麻醒",这是因为肘管在手肘弯曲时会变窄而容易卡压到尺神经。腕尺管综合征,多见于"用手腕工作"的人群中,特别是用鼠标过多者。

结构针灸
Structure-based Medical Acupuncture

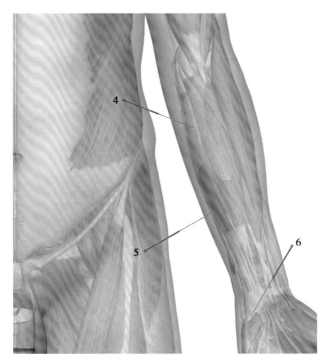

图 6-8-7　尺神经之屈肌 - 旋前圆肌筋膜、
穿出尺侧腕屈肌处、Guyon 管刺法示意图

视频 6-8-1
尺神经卡压查体
与针刺演示

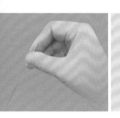

# 第七章
# 胸背部神经

## 一、肋间神经

【解剖位置】肋间神经为混合神经,有运动和感觉纤维。第 2~11 胸神经的前支和后支分开以后,以交通支与交感神经节通连,然后进入肋间隙内,故称为肋间神经。第 12 胸神经行于第 12 肋下,故名肋下神经。肋间神经行进在肋间内、外肌之间,肋间血管的下方。先在肋骨下缘的肋沟内走行,至腋前线附近离开肋沟,走行于肋间隙的中间。参见图 7-1-1。

第 1~6 胸神经前支:第 1 胸神经的大部分参与构成臂丛,只留下部的一小支成为第 1 肋间神经。第 2~6 肋间神经在到达肋角之前发出一个侧支和一个外侧皮支。侧支向下、向前走在下位肋骨的上缘;外侧皮支斜穿前锯肌,浅出后分为前、后两支,分布于胸外侧壁和肩胛区的皮肤。主干继续在肋间隙走行,在胸骨侧缘处浅出,称为前皮支,分布于胸前壁的皮肤和内侧胸膜的壁层。第 2 肋间神经的外侧皮支又称为肋间臂神经,它越过腋区到达臂内侧,分布于臂后内侧面上半部皮肤。上 6 对肋间神经的肌支分布于肋间肌、上后锯肌和胸横肌。

第 7~11 胸神经前支:第 7~11 肋间神经及肋下神经的主干在相应肋间隙向前下方走行,出肋间隙进入腹壁后继续行于腹横肌和腹内斜肌之间,然后穿入腹直肌鞘,分布于腹直肌。其外侧皮支从深面穿肋间肌和腹外斜肌后浅出;其前皮支在腹白线附近浅出。外侧皮支和前皮支主要分布于胸部和腹部的皮肤,同时也有分支分布到腹膜和胸膜的壁层。第 7~11 肋间神经肌支支配肋间肌、腹内斜肌、腹外斜肌、腹横肌、腹直肌等。

第 12 胸神经前支:第 12 胸神经前支(肋下神经)比其他肋间神经粗大,发出一交通支与第 1 腰神经前支相连,也称腰背神经。如同肋间神经一样,肋下神经发出侧支,并与肋下血管伴行,沿第 12 肋下缘行经外侧弓状韧带和肾后方,经腰方肌上部的前面穿腹肌起点处的腱膜,前行于腹横肌和腹内斜肌之间,其分布如同下位肋间神经。肋下神经与腰丛的髂腹下神经相连,并发出分支分布于锥状肌。肋下神经的外侧支穿出腹内斜肌和腹外斜肌,分布于腹外斜肌最下部肌束。其终支继续下行,于髂前上棘后方约 5cm 处跨过髂嵴,分布于臀前部的皮肤,有些细支可达股骨大转子。

胸神经前支在胸、壁皮肤的节段性分布:

胸神经前支在胸、腹壁皮肤的分布具有非常明显的节段性特点:$T_2$ 分布区相当于胸骨角平面,$T_4$ 相当于乳头平面,$T_6$ 相当于剑突平面,$T_8$ 相当于两侧肋弓中点连线的平面,$T_{10}$ 相当于脐平面,$T_{12}$ 相当于脐和耻骨联合中点的平面。临床上可以根据皮肤感觉障碍的区域推断受损的胸神经。参见表 7-1-1。

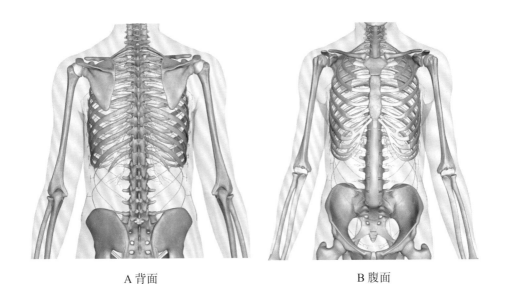

A 背面　　　　　　　　　　　　　　　B 腹面

图 7-1-1　肋间神经

【相关病症】胸胁痛、腹壁痛。原发性肋间神经痛可因感染(如感冒、疟疾、带状疱疹)引起,继发性肋间神经痛多由脊柱畸形、肋骨骨折、胸膜炎等引起。肋间神经痛的特点是疼痛循着某一肋间神经的径路出现,可为一根肋间痛,也可为几根肋间神经同时痛,在剧烈运动、喷嚏、咳嗽、深吸气时疼痛加剧。检查时在脊柱两侧、腋前线、胸骨与肋软骨连接处有明显压痛。

【相关穴位】中府、云门、气户、库房、屋翳、膺窗、乳中、乳根、食窦、天溪、胸乡、周荣、大包、肩贞、步廊、神封、灵墟、神藏、或中、天池、渊腋、辄筋、日月、京门、期门、中庭、膻中、玉堂、紫宫、华盖。

【治疗部位】

**1. 神经刺激点**　①椎间孔;②肋骨角处。

**2. 卡压点**　①外侧皮支卡压点:约在腋前线;②前皮支卡压点:约在前中线旁开 1.5cm。

【针刺方法】

**1. 椎间孔**　胸椎棘突与椎间孔(肋间神经穿出处)之关系:因上部胸椎棘突向下倾斜,故自棘突的顶点画一水平线,是和下一椎间孔同水平,例如,第 4 胸椎棘突定点水平线进针,刺中者为第 5 胸神经。自第 10 胸椎以下,棘突渐平坦,自该棘突开始,棘突之间的间隙与椎间孔在同在一水平线上,例如在第 11 胸椎棘突间隙的水平线进针,刺中者为第 11 胸神经。

针刺时患者俯卧,按照上述方法在后正中线旁开 3~4cm 处找到相应椎间孔对应部位,垂直进针,直达横突,针尖向内、向上倾斜 20°~25°,推进到椎间孔,深 2~3cm。刺中神经时触电感沿该神经分布范围放散。参见图 7-1-2。

**2. 肋骨角处**　患者俯卧位或患侧向上侧卧位,在距后正中线旁开 6~8cm 处,肋角之外侧,沿着肋骨斜刺,针尖到达肋骨表面,调整针尖方向,使针沿肋骨表面向下滑行,滑动过程针尖始终不离骨面,一旦针由肋骨下缘滑下有落空感,表明针到达肋下缘,针尖进入肋间肌之间,即可刺中神经,针感同上。参见图 7-1-2。

**3. 外侧皮支卡压点**　患者取患侧向上侧卧位。确定腋前线后,触诊明显压痛处斜刺 1~3cm。参见图 7-1-3。

**4. 前皮支卡压点**　患者仰卧位,于前正中线旁开约 1.5cm 处进行触诊,明显压痛处可予直刺或斜刺 1~3cm。参见图 7-1-3。

【注意事项】注意勿刺过深,以免刺中胸膜和肺。针刺肋间神经可治原发性肋间神经痛,继发性疼痛需结合原发病治疗。

表 7-1-1　胸神经前支在胸、腹壁皮肤的节段性分布

| 胸神经前支 | 胸、腹壁皮肤的平面 |
| --- | --- |
| $T_2$ | 胸骨角 |
| $T_4$ | 乳头 |
| $T_6$ | 剑突 |
| $T_8$ | 两侧肋弓中点连线 |
| $T_{10}$ | 脐 |
| $T_{12}$ | 脐和耻骨联合中点 |

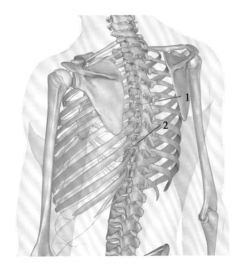

图 7-1-2　肋间神经椎间孔、肋骨角处刺法示意图

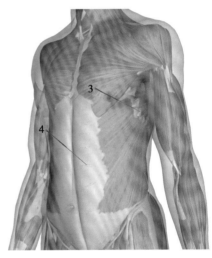

图 7-1-3　肋间神经之外侧皮支卡压点、前皮支卡压点刺法示意图

## 二、胸部交感神经

【解剖位置】胸部交感干有 10~12 个神经节,位于肋骨小头的前方,依节段有序排列。交感神经节前纤维起自胸 1~ 腰 3 脊髓灰质外侧柱的中间外侧核,轴突离开脊髓后经脊神经前根和前支,进入对应的交感神经节。节前交感神经纤维到达目标结构的路径有多种,一部分进入交感干的胸神经节内形成突触,有的经交感干上行到颈或下行腰交感干神经节,在该处神经节内形成突触。许多起自低胸段脊髓($T_5$~$T_{12}$)的节前纤维轴突并不在邻近神经节形成突触,而是穿过神经节形成胸内脏神经下行进入腹腔,然后在脊柱前方的椎前神经节形成突触。参见图 7-2-1。

胸交感干发出的分支有:①经灰交通支连接 12 对胸神经,并随其分布于胸腹壁的血管、汗腺、竖毛肌等;②上 5 对胸神经节发出的分支,参加胸主动脉丛、食管丛、肺丛及心丛等;③内脏大神经由穿过第 5 或第 6~9 胸交感干神经节的节前纤维组成,向前下方行走中合成一干,并沿椎体前面倾斜下降,穿过膈脚,主要终于腹腔神经节;④内脏小神经由穿过第 10~12 胸交感干神经节的节前纤维组成,下行穿过膈脚,主要终于主动脉肾神经节等,由这些神经节发出的节后纤维,分布至肝、脾、肾等实质性脏器和结肠左曲以上的消化管;⑤内脏最小神经常常缺如,自最末胸神经节发出,与交感干伴行,穿过膈进入腹腔,加入肾神经丛。

【相关病症】上胸部、胸壁、胸部脏器和上腹部脏器的疼痛、功能紊乱。

【相关穴位】华佗夹脊穴。

【治疗部位】棘突下旁开约 1.5cm 处。

【针刺方法】最好在影像引导下进行。患者取俯卧位,在下胸部下方放置枕头以使胸椎轻度屈曲。触诊确定要针刺的椎体棘突。在棘突下外开约 1.5cm 处,垂直进针。插入约 1.5cm 时,针尖应可触及骨面(横突)。向外退针稍许,向下调整针尖,使其越过横突下表面。骨接触感消失后,继续缓慢进针约 2.5cm。由于胸部交感神经链与躯体神经邻近,可能会引起相应胸椎旁神经支配区域的放射。这种情况发生时,应将针抽回,向头侧轻度调整,要注意使针贴近椎体,以防止发生气胸。参见图 7-2-2。

【注意事项】缓慢进针,防止气胸。胸主动脉在 $T_5$~$T_9$ 水平行于胸椎椎体的左侧,针刺此部位时需要加以注意。最好在超声引导下针刺。

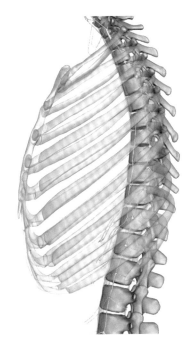

图 7-2-1 胸部交感神经

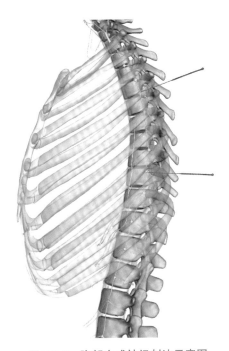

图 7-2-2 胸部交感神经刺法示意图

## 三、胸部硬膜外间隙

【解剖位置】黄韧带是坚韧的结缔组织，围成椎管的后壁和后外侧壁。硬脊膜是脊髓的保护鞘。硬脊膜后间隙位于椎管内壁和硬脊膜之间，其间有丰富的脂肪、小血管和淋巴管。硬脊膜后间隙的大小在不同脊髓节段差异很大，下颈段黄韧带和硬脊膜间距不超过 2mm，胸部硬膜外间隙约为 3~4mm，在 $T_{11}~T_{12}$ 水平约为 5mm，腰部为 5~7mm。

【相关病症】胸壁疼痛、带状疱疹后遗神经痛、顽固性心绞痛、癫痫、抽搐等神志疾病。

【相关穴位】脊中、中枢、筋缩、至阳、灵台、神道、身柱、陶道。

【治疗部位】硬膜后间隙。

【针刺方法】

**1. 中线进针**　患者取俯卧位，在下胸部下方放置枕头以使胸椎轻度屈曲。触诊确定椎体棘突。在下位棘突的上缘斜向上进针，依次经过以下组织——皮肤和皮下组织、棘上韧带、棘间韧带和黄韧带，当针尖碰到致密的黄韧带时，会感觉到明显阻力，当针进入硬膜外间隙时有明显的落空感，阻力消失时立即停针。进针 3~4cm。为保证针尖不刺破硬脊膜，不必寻找异感。参见图 7-3-1。

**2. 中线旁进针**　即椎板间隙入路，$T_3~T_9$ 呈"叠瓦状"分布，棘突与椎板的连接呈锐角，正中入路有时有困难，可以选用旁正中入路。患者可取坐位，在棘突下缘，距正中线旁开 1~1.5cm，针垂直进入皮肤及皮下组织，然后向内侧及头侧进针，经过竖脊肌之多裂肌和回旋肌，穿过椎板间隙，然后经过黄韧带到达硬膜外间隙，有落空感后停止进针，即到位。不必寻求异感。参见图 7-3-1。

【注意事项】

1. 胸部硬膜外间隙因为有 Batson 静脉丛血行播散的危险，局部感染和脓毒血症是绝对的禁忌证。因有造成硬膜外血肿的危险，抗凝药使用者和凝血功能障碍者也是胸部硬膜外间隙针刺的禁忌证。

2. 胸部硬膜外间隙约为 3~4mm，针刺时如果刺破硬脊膜，可导致脑脊液渗漏，引起头痛，是常见的并发症。发生时间多在治疗后 1~3 天，典型的头痛多位于双侧额部、眶后部或枕部，并可放射至颈部，显著的特征是与体位有关，抬头或坐起时加重，平卧减轻或消失，是脑脊液经穿刺孔漏出，脑脊液压力和颅内压降低所致。可去枕平卧或头低位,必要时可补液治疗。

　　【作者体会】中线进针法和督脉经穴的刺法类似,一般在下位棘突的上缘斜向上入针,在棘突间隙进入。

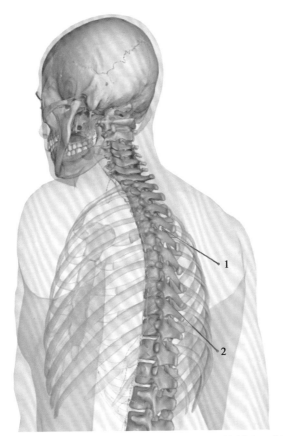

图 7-3-1　胸部硬膜外间隙中线进针、中线旁进针刺法示意图

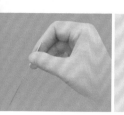

# 第八章
# 腰腹部神经

## 一、脊神经出腰椎间孔处

【解剖位置】腰椎由椎体和椎弓构成,相邻的两个椎弓根构成椎间孔的上壁和下壁。椎间孔的前壁从上向下依次为上位椎体的后下部,椎间盘和下位椎体的后上部;椎间孔后壁是关节突关节的关节囊及覆盖关节突关节前方的黄韧带。腰椎间孔处于矢状面,呈椭圆形,垂直轴较长。腰部脊神经从椎间孔上部不可动的半环型骨性部穿过,此路径可保护神经根免受压迫。脊神经穿出椎间孔后,立即分为前支、后支、脊膜支和灰白交通支。参见图 8-1-1 至图 8-1-3。

**1. 前支** 腰 1~3 神经前支和腰 4 神经前支的一部分组成腰丛,支配腰大肌、腰小肌、髂肌。

**2. 后支** 又分为后内侧支和后外侧支。后内侧支分布于椎间关节连线的内侧至后正中线之间的组织,并于正中线附近穿深筋膜终止于皮下。后外侧主支走行于横突背面附近,沿途发出许多小分支,分布于椎间关节连线外的组织中。

**3. 脊膜支** 脊膜支在脊神经分出前支和后支之前发出,与主干反向走行,在椎间孔外发出之后,又经椎间孔顶部重返椎管,也称为脊神经返支,分布至硬脊膜、脊神经根外膜、椎间盘纤维环、后纵韧带、动静脉血管、硬脊膜外间隙结缔组织和椎骨骨膜等结构。脊膜支含有丰富的感觉神经纤维和交感神经纤维,受刺激时可引起腰部和股后肌群反射性痉挛及腰腿痛。

**4. 灰白交通支** 为连接交感神经节与相应脊神经的神经纤维。

椎间孔内神经血管束占椎间孔总面积的 20%~50%。神经根在行进过程中由 Hoffmann 韧带固定,致使其可随体位变动而移动。椎间孔内还填充有脂肪,起着柔性防护作用。

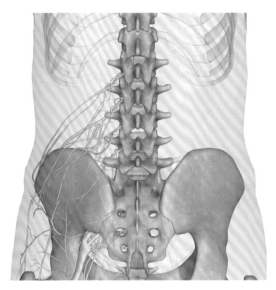

图 8-1-1　腰部脊神经

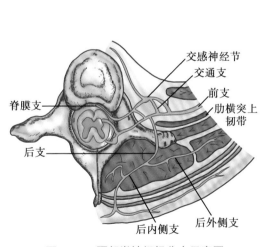

图 8-1-2　腰部脊神经根分支示意图

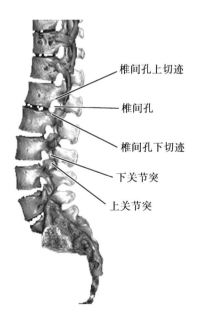

图 8-1-3　腰椎间孔

【相关病症】腰痛、下肢痛。

【相关穴位】三焦俞、肾俞、气海俞、大肠俞、关元俞。

【治疗部位】腰椎间孔。

【针刺方法】俯卧位，腹部垫一薄枕，上位腰椎的椎间孔进针点为棘突间隙旁开 3~3.5cm 处，下位腰椎为棘突间隙旁开 4~4.5cm 处。垂直进针 3~4cm 时针尖触及横突，退针少许，呈 25° 角向下，再向中线倾斜 15°~20° 角，沿着横突下缘再继续进针，感觉针尖离开横突后，再缓慢进针 1~1.5cm，即到达椎间孔附近。如果针尖触及神经根，患者会出现向同侧臀部或下肢放射样异感。参见图 8-1-4。

【注意事项】

1. 进针过深可能误损伤神经、血管，或经过椎间孔进入硬膜囊外腔，刺破硬膜囊，导致脑脊液渗漏，注意进针的深度及倾斜角度可减少此并发症。

2. 治疗前建议拍腰椎的正侧位和 / 或斜位片，阅片了解棘突、横突、关节突、椎间孔的相对位置，并大致测量其深度，保证下针时对进针的深度有预判。

结构针灸
Structure-based Medical Acupuncture

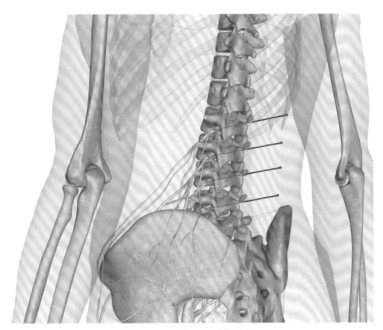

图 8-1-4 腰椎间孔针刺法

## 二、腰部脊神经后内侧支

【解剖位置】腰部脊神经后支发出后内侧支和后外侧支。后内侧支较细，紧贴横突根部的骨纤维孔下行，并沿下位椎骨的上关节突的后外侧，斜向内下，进入乳突与副突之间的骨纤维管。出管后即发出细小分支，支配同位及下位关节突关节的关节囊和韧带、棘肌、回旋肌、棘间韧带及棘突。后内侧支主干则继续向下、内、背侧行走，下行3个椎体平面后在后正中线附近穿出深筋膜至皮下，支配脊柱后方两侧的皮肤。后内侧支的前段恒定行于下位椎骨上关节突外侧，因此此处是神经阻滞及手术探查后内侧支的理想部位，也是针灸常用点。参见图8-2-1。

【相关病症】腰部脊神经后内侧支卡压综合征：由于后内侧支在走行过程中紧邻椎间关节及横突间韧带，又要通过骨纤维管，故腰椎椎间关节病变、韧带损伤或骨纤维孔内径的改变，均可能刺激、压迫该神经而引起后正中线旁的疼痛和压痛，疼痛还可放射至椎间关节、多裂肌、黄韧带、棘间韧带和棘上韧带等部位。其中，腰5脊神经的后内侧支，途经第1骶骨上关节突外侧与髂骨翼内侧之间的骨沟，当局部炎症或腰后伸时，第5腰椎下关节突尖端易压迫此支。

【相关穴位】三焦俞、肾俞、气海俞、大肠俞、关元俞。

【治疗部位】腰椎上关节突外侧与横突上缘根部的夹角处。

后内侧支的前段恒定行于下位椎骨上关节突外侧与横突上缘根部的夹角处，例如：$L_1$ 后内侧支的定位在 $L_2$ 横突上缘根部；$L_2$ 的内侧支定位在 $L_3$ 横突上缘根部；$L_3$ 的内侧支定位在 $L_4$ 横突上缘根部；$L_4$ 的内侧支定位在 $L_5$ 横突上缘根部；$L_5$ 的内侧支并不是真正的 $L_5$ 内侧支，而是 $L_5$ 脊神经的背侧初级分支，在腰5棘突与髂后上棘连线中点附近，其紧贴在骶骨翼和 $S_1$ 上关节突形成的骨性凹槽内。

【针刺方法】俯卧位，腹部垫一薄枕。腰1~4后内侧支，定位于腰2~腰5椎体横突根部与上关节突外侧缘的结合部，约平各腰椎棘突间隙，位于后正中线旁开 2~2.5cm（第1腰椎旁开约 2cm，第4腰椎旁开约 2.5cm）处；腰5后内侧支，在腰5棘突与髂后上棘连线中点附近。进针 4~5cm 时针尖触及关节突，退针少许，向外倾斜 15°~20° 角，沿着关节突外侧提插即可。针感为酸胀，有时向中线放射。参见图8-2-2。

【注意事项】

1. 每一腰神经后内侧支支配两个关节突关节囊,临床上的多个棘突区域疼痛,其实即为同一节段或上方 1~2 个节段的脊神经后支受到卡压或者刺激所导致的问题,所以在治疗时需要根据棘突间隙的疼痛,向上 2~3 个节段检查其横突根部和小关节部位有无阳性体征,以保证治疗的全面性。

2. 治疗前建议拍腰椎的正侧位和骨盆的正位片,阅片了解关节突、横突、棘突的相对位置,并大致测量其深度,保证下针时对进针的深度有预判。

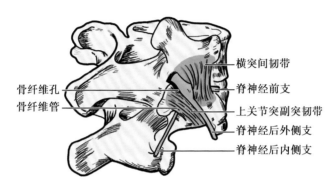

图 8-2-1　腰部脊神经后内侧支示意图

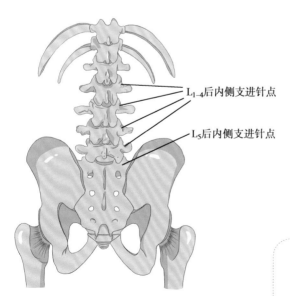

图 8-2-2　腰部脊神经后内侧支刺法示意图

视频 8-2-1
腰部脊神经后内侧支病例讲解

# 三、腰部脊神经后外侧支（臀上皮神经）

【解剖位置】脊神经的后外侧支较粗，沿横突背面下行，并于竖脊肌深面向下、向外、向背侧穿行。后外侧支的主干于竖脊肌中间束和外侧束之间出筋膜，并在竖脊肌外侧束表面继续下降 2 个椎体平面至皮下，支配椎间关节连线以外的组织结构。

腰 1~3 后外侧支组成臀上皮神经，通常有 3~4 支，各皮支分别穿过厚的腰部肌层和坚韧的腰背筋膜而到达皮下，在皮下继续下行并跨越髂嵴中部至臀部，分布于臀的上外侧以至股骨大转子区的皮肤。参见图 8-3-1。

【相关病症】臀上皮神经卡压综合征：主要表现为一侧或两侧腰臀部和大腿外上方呈弥散性刺痛、胀痛，或放射痛到臀下方和大腿外侧，少数可至小腿外侧及足背外侧，但绝大多数不超过膝关节平面。应注意和椎间盘突出相鉴别：臀上皮神经卡压综合征因无神经根受压而无肌力及反射的改变；在臀部可触及直径数毫米、长度数厘米的条索状且有压痛的肿物；条索局部针刺、针刀治疗、封闭后疼痛缓解；腰椎影像学检查排除腰椎疾患。

【相关穴位】胞肓、秩边、居髎、环跳。

【治疗部位】臀上皮神经的行程中，有 6 个固定点，也是易被卡压的点：

**1. 腰椎间孔出孔点**　后外侧支出椎间孔处。

**2. 腰椎横突点**　后外侧支经过下位横突的背面处，常用腰 3、4 横突点。

**3. 入肌点**　出横突点后，向后、向下进入竖脊肌深面的肌筋膜处。

**4. 出肌点**　在竖脊肌内逐渐浅出胸腰筋膜的浅层深面处。

**5. 出筋膜点**　在髂嵴稍上方，从胸腰筋膜的浅层深面，穿出行于皮下浅筋膜处。

**6. 入臀点**　跨过髂嵴，向下进入臀部的皮下处。

由于臀上皮神经一般有 3 支，故各有其卡压点。

【针刺方法】

**1. 腰椎间孔出孔点**　同腰椎间孔针刺法（见本章"一、脊神经出腰椎间孔处"）。

**2. 腰 3、4 横突点**　患者俯卧位，于腰 3、腰 4 棘突下缘旁开 2~3cm，触诊定位横突背面，直刺，缓慢进针 3~4cm，针尖抵到骨面，即为横突后缘。如未刺及，可向横突上或下调整进针方向，直到刺及横突后缘。

**3. 入肌点** 患者俯卧位,在横突外侧区域的竖脊肌寻找硬结和压痛点,斜刺 3~5cm。

**4. 出肌点** 患者俯卧位,在横突外侧,竖脊肌外缘附近寻找硬结和压痛点,斜刺 3~5cm。

**5. 出筋膜点** 患者俯卧位,在髂嵴稍上方,从胸腰筋膜的浅层深面,触诊硬结处,斜刺,滞针后提拉松解筋膜。

**6. 入臀点** 患者俯卧位,在竖脊肌的外缘与髂嵴的交界处,沿着髂嵴触诊寻找硬结压痛处(距离后正中线 8~10cm),垂直刺入皮肤,缓慢进针 5~7cm,以扇形角度寻找,至患者出现痛胀感,改换 3~4 次方向,其深度有时可至髂骨翼板。

参见图 8-3-2。

【**注意事项**】为保证操作安全,做腰 3 以上横突针刺时,最好能在影像引导下操作。

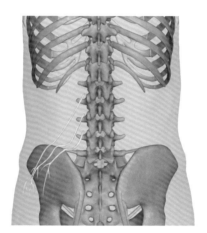

图 8-3-1 臀上皮神经

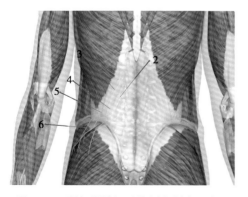

图 8-3-2 腰部脊神经后外侧支刺法示意图

视频 8-3-1
臀上皮神经讲解
和针刺演示

## 四、腰椎侧隐窝神经根

【解剖位置】腰椎侧隐窝位于椎弓根内侧壁下 2/3 处，该窝自上至下由浅变深，是脊神经根经此窝出椎间孔形成的外"八"字形压迹。参见图 8-4-1。

【相关病症】腰痛、腿痛。

【相关穴位】腰部夹脊穴。

【治疗部位】腰 5、骶 1 关节突关节内侧。

【针刺方法】当 X 线片显示患者腰 5、骶 1 两侧关节突的距离大于 16mm，CT 显示硬膜囊和椎管之间的间隙大于 2mm 时可以采用本法。先平棘突间隙高度，在中线旁约 0.8cm 处确定关节突关节内侧缘的位置，垂直进针，抵达骨面后调整方向，针尖尽量向内紧靠关节突内缘。如遇到较大阻力时即为黄韧带，一旦阻力消失，针尖即进入硬膜外间隙的侧隐窝下缘。刺入后退针即可。深度约 5~6cm。参见图 8-4-2。

【注意事项】为保证操作安全，不建议做腰 4/5 间隙以上的针刺，腰 5/ 骶 1 穿刺安全性明显大于腰 4/5 间隙针刺。突破黄韧带后停止进针，避免刺破硬脊膜，造成脑脊液的渗漏。

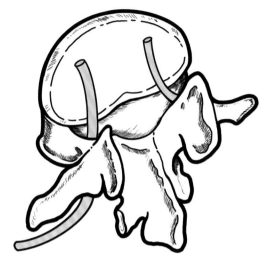

图 8-4-1 腰椎侧隐窝

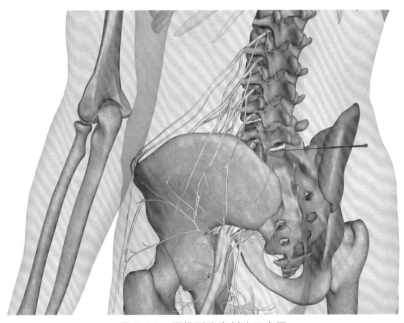

图 8-4-2 腰椎侧隐窝刺法示意图

## 五、髂腹下神经

【解剖位置】髂腹下神经起自胸12~腰1神经的前支,从腰大肌外侧缘的上段穿出,斜着穿过肾下极后方和腰方肌的前方,在髂嵴后份上方进入腹横肌与腹内斜肌之间。分为前皮支(腹下支)和外侧皮支(髂支)。参见图8-5-1。

**1. 前皮支**　行于腹内斜肌和腹横肌之间,并发出分支支配两肌。在髂前上棘内上方约2.5cm处穿出腹内斜肌,在腹股沟浅环上方约3cm处穿过腹外斜肌腱膜,分布于耻骨上方的皮肤。

**2. 外侧皮支**　在髂嵴上方穿过腹内斜肌和腹外斜肌,在第12胸神经髂支的稍后方穿出,分布于臀区后外侧皮肤。

髂腹下神经的运动支配腹横肌、腹内斜肌。感觉支分布于臀部后外侧和耻骨上部的皮肤。

【相关病症】腹肌无力、腹部疼痛、耻骨区疼痛、臀前部疼痛、腹股沟疝。

【相关穴位】气冲、冲门、府舍、横骨、五枢、维道、居髎、曲骨、中极、子宫。

結構針灸
Structure-based Medical Acupuncture

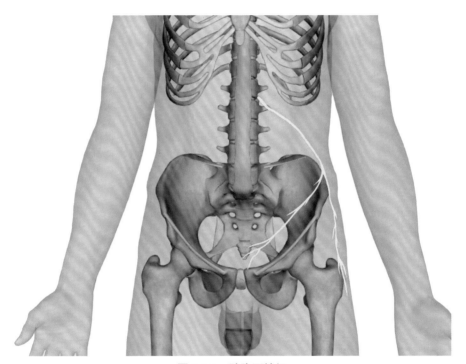

图 **8-5-1**　髂腹下神经

**【治疗部位】**

**1. 刺激点**　髂前上棘向内再向下约 2.5cm。

**2. 卡压点**　①腹内斜肌卡压点；②腹外斜肌卡压点(腹股沟管浅环的上方 2~3cm 处)；③外侧皮支卡压点：髂嵴全长(髂前上棘到髂后上棘)的前、中 1/3 交界处的上侧；④腰方肌外侧卡压点。

**【针刺方法】**

**1. 髂前上棘内下神经刺激点**　患者仰卧，膝下垫一枕以免腿部伸展牵拉神经加重疼痛。触到髂前上棘后，向内再向下约 2.5cm 处定位，进针后斜向耻骨联合方向。以局部酸麻胀为宜，避免进针过深。参见图 8-5-2。

**2. 腹内斜肌卡压点**　患者仰卧位，确定髂前上棘与脐的连线，自髂嵴向内侧连线上大约 2.5cm 处，深层按压可以刺激到该神经穿过腹内斜肌处，若有神经卡压，会出现放射性疼痛与不适(耻骨区)。可于此处斜刺进针 2~3cm，以局部酸麻胀为宜，避免进针过深。参见图 8-5-2。

**3. 腹外斜肌卡压点**　患者仰卧位，于腹股沟管浅环(浅环系腹股沟管的外口，位于耻骨结节的外侧稍上方，为腹外斜肌腱膜的裂口。是由腹外斜肌腱膜在耻骨结节外上方分为上、下两脚分别抵止于耻骨结节和耻骨联合而形成的三角形裂隙)的上方 2~3cm 处定位，按压可以刺激到该神经穿过腹外斜肌处，若有神经卡压，会出现放射性疼痛与不适(耻骨区)。可于此处进针，以局部酸麻胀为宜，避免进针过深。参见图 8-5-2。

**4. 外侧皮支卡压点**　患者仰卧位，定位于髂嵴前、中 1/3 交界处的上侧，可以刺激到该神经穿过筋膜处，若有神经卡压，会出现放射性疼痛与不适(臀前部)。可于此处进针，以局部酸麻胀为宜，避免进针过深。参见图 8-5-2。

**5. 腰方肌外侧卡压点**　患者俯卧位，在竖脊肌外侧(约在 L$_3$ 横突处)，深层触诊查找腰方肌外侧，深按压可以刺激到该神经穿过腹横肌处，有时可出现远端放射性疼痛或不适。可于此处进针，以局部酸麻胀为宜，避免进针过深。参见图 8-5-3。

**【注意事项】**针刺要注意勿进入腹腔。如进针过深，进入腹膜腔可造成结肠穿孔甚至腹腔脓肿和窦道形成。

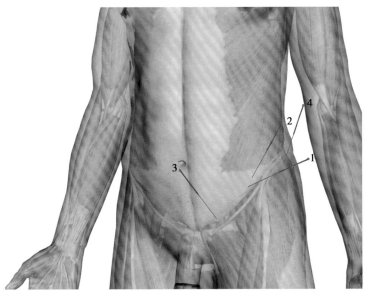

图 8-5-2　髂腹下神经之髂前上棘内下神经刺激点、腹内斜肌
卡压点、腹外斜肌卡压点、外侧皮支卡压点刺法示意图

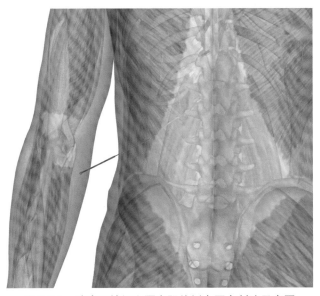

图 8-5-3　髂腹下神经之腰方肌外侧卡压点刺法示意图

## 六、髂腹股沟神经

【解剖位置】髂腹股沟神经通常起源于 $L_1$ 前支,但也可能接收 $T_{12}$ 或 $L_2$ 的分支。它从腰大肌的外侧缘发出,位于髂腹下神经的下方。它斜行跨过腰方肌和髂肌上部,在髂嵴前端附近穿腹横肌浅出,继续行于腹横肌和腹内斜肌之间,前行进入腹股沟管,与精索(子宫圆韧带)伴行,从腹股沟管浅出,发出感觉终末支。

髂腹股沟神经运动支是在进入腹股沟管外侧端时发出的,支配腹横肌和腹内斜肌。感觉支分布股内侧皮肤、阴茎根部上方和阴囊上份的皮肤;在女性则分布于阴阜和大阴唇附近的皮肤。参见图 8-6-1。

【相关病症】腹肌无力和腹部腹股沟区域疼痛。

【相关穴位】气冲、冲门、府舍、五枢。

【治疗部位】

**1. 腹横肌卡压点**　髂前上棘内侧约 2.5cm 处;

**2. 腹内斜肌卡压点**　腹股沟韧带中点上方。

【针刺方法】

**1. 腹横肌卡压点**　患者取仰卧位,于髂前上棘内侧约 2.5cm 处定位,深层按压可以刺激到该神经穿过腹横肌处,若有神经卡压,会出现腹部放射性疼痛和不适。直刺 1~3cm 穿透皮肤及皮下组织,以局部酸麻胀为宜,避免进针过深。参见图 8-6-2。

**2. 腹内斜肌卡压点**　患者取仰卧位,于腹股沟韧带中点的上方定位,深层按压可以刺激到该神经穿过腹内斜肌处,若有神经卡压,会出现大腿内侧上部和阴囊(阴唇)前部放射性疼痛或者不适。斜向耻骨联合方向进针,1~3cm,局部酸麻胀为宜。避免进针过深。参见图 8-6-2。

【注意事项】进针勿过深,以免刺入腹膜腔甚至刺穿腹腔脏器。

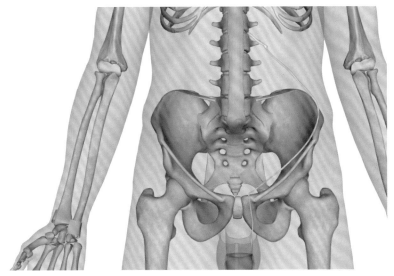

图 8-6-1　髂腹股沟神经

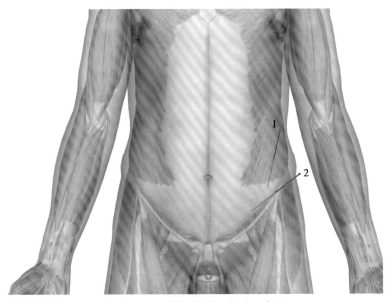

图 8-6-2　髂腹股沟神经刺法示意图

# 七、生殖股神经

【**解剖位置**】生殖股神经起自腰 1~2 神经的前支,在腰大肌的前表面穿出,在该肌前面下降。斜经输尿管的后方,在腹股沟韧带上方分为生殖支和股支。也常在起始后不久即分支,分别穿出腰大肌。生殖支于腹股沟管深环处进入该管,随管内结构分布于提睾肌和阴囊(随子宫圆韧带分布于大阴唇)。股支穿过股鞘和阔筋膜分布于股三角区的皮肤。参见图 8-7-1。

【**相关病症**】腹股沟区和会阴感觉异常、疼痛。

【**相关穴位**】气冲、冲门、府舍。

【**治疗部位**】

**1. 神经刺激点**　耻骨结节旁,腹股沟韧带下方。

**2. 卡压点**　①腰大肌;②腹股沟韧带深面。

【**针刺方法**】

**1. 耻骨结节旁神经刺激点**　患者仰卧,膝下垫一枕以免腿部伸展牵拉神经加重疼痛。触诊确定腹股沟韧带和耻骨结节。在耻骨结节旁,腹股沟韧带下方作为进针点。直刺穿透皮肤及皮下组织 1~2cm,以局部酸麻胀为宜。参见图 8-7-2。

**2. 腰大肌卡压点**　患者取仰卧位,触诊髂前上棘和脐连线的中点,触诊腰大肌紧张僵硬则为腰大肌有痉挛。从腹部针刺有风险,一般在股骨小转子处针刺松解腰大肌。进针点位于腹股沟韧带的中点外下 4~5cm 处,直刺 5~7cm。不追求异感。参见图 8-7-2。

**3. 腹股沟韧带卡压点**　患者取仰卧位,于腹股沟韧带中点定位,深层则为股神经,股动、静脉。直刺 1~2cm,以局部酸麻胀为宜,避免进针过深。参见图 8-7-2。

【**注意事项**】应注意勿进针过深,以免穿入腹腔。

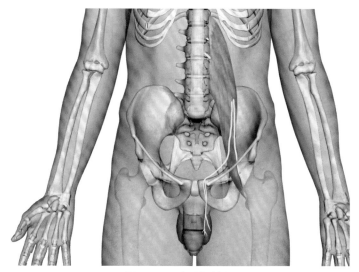

图 8-7-1　生殖股神经

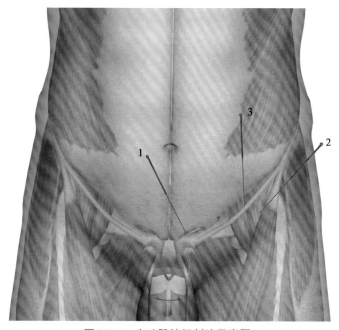

图 8-7-2　生殖股神经刺法示意图

# 八、闭孔神经

【解剖位置】闭孔神经为混合神经,有感觉和运动纤维。起自腰 2~4 神经的前支。来自第 3 腰神经分支最大,来自第 2 腰神经常很小。闭孔神经在腰大肌实质内下行,在第 5 腰椎附近从腰大肌的后外侧穿出,紧贴骨盆壁内面前行,与闭孔血管伴行穿闭膜管出盆腔,随后分为前、后两支,其间被短收肌分隔,分别在短收肌的前、后方浅出至大腿内侧区。闭孔神经前支在短收肌处发出一感觉皮支,此皮支沿长收肌深面斜行走向大腿内侧。参见图 8-8-1。

闭孔神经的肌支主要支配闭孔外肌、长收肌、短收肌、大收肌和股薄肌,偶见发出分支至耻骨肌;其皮支主要分布于大腿内侧部皮肤。除这些分支外,闭孔神经也有细小分支分布于髋关节和膝关节。参见图 8-8-2。

副闭孔神经偶有出现,该神经支一般沿腰大肌内侧缘下行,在耻骨肌后方跨过耻骨上支后分布于耻骨肌和髋关节,并与闭孔神经之间有交通。

体表投影:相当于从腹股沟韧带中、内 1/3 点至股骨内上髁的连线。参见图 8-8-3。

【相关病症】内收肌瘫痪、股内侧慢性疼痛。

【相关穴位】气冲、箕门、阴包、足五里、阴廉、急脉。

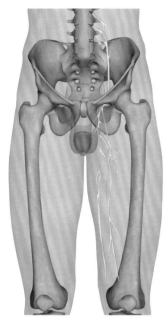

图 8-8-1 闭孔神经

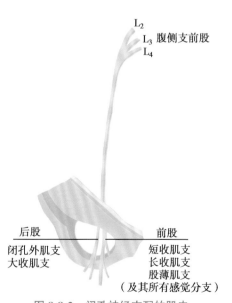

L₂
L₃ 腹侧支前股
L₄

| 后股 | 前股 |
|---|---|
| 闭孔外肌支 | 短收肌支 |
| 大收肌支 | 长收肌支 |
|  | 股薄肌支 |
|  | （及其所有感觉分支） |

图 8-8-2 闭孔神经支配的肌肉

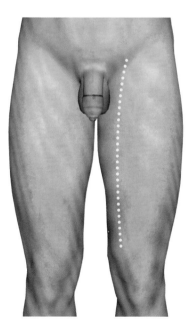

图 8-8-3 闭孔神经体表投影

【治疗部位】常见卡压点：①闭孔管；②收肌裂孔。

【针刺方法】

**1. 闭孔管卡压点**　患者取仰卧位，确定耻骨结节下角的外、下方约1.5cm处，将针尖向后直刺，抵达耻骨前支，退针至皮下，将针尖向外下方进针3~4cm。如果针尖位于闭孔内的闭孔神经附近，患者可以明显出现大腿内侧麻窜感。如果未出现上述现象，可以按照扇形方向逐渐寻找。确认针刺到位后，将针缓慢退出。参见图8-8-4。

**2. 收肌裂孔卡压点**　闭孔神经的前支会穿收肌裂孔向后走行，此处有可能卡压。患者取仰卧位，患肢稍外展，确定股骨内侧髁向上约3.5cm处，在此进行深压触诊检查，寻找硬结和压痛，垂直进针3~4cm，刺中神经时大腿内侧有麻窜感。参见图8-8-5。

【注意事项】以上2个进针部位均接近动脉和静脉，易形成皮下瘀斑和血肿，起针后应压迫防止出血。

結構針灸
Structure-based Medical Acupuncture

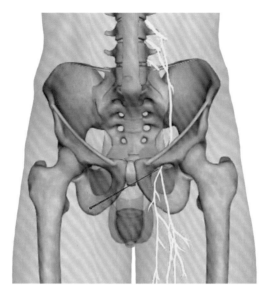

图 8-8-4　闭孔神经之闭孔管卡压点刺法示意图

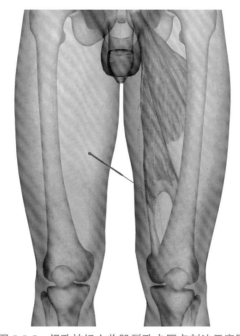

图 8-8-5　闭孔神经之收肌裂孔卡压点刺法示意图

## 九、骶神经前支

【**解剖位置**】骶神经的分支部位在骶管内，每个水平的前支和后支分别从骶前、后孔发出。上4对骶神经的前支从骶前孔进入骨盆，第5对则在骶骨和尾骨之间进入骨盆。第1和第2骶神经前支较大，第3~5骶神经前支逐渐减小。它们每一支都接受相应交感神经节发出的灰交通支。第2~4骶神经也发出内脏传出支，但并不与交感神经节相连，而是携带副交感传出纤维直接到达盆神经丛。参见图8-9-1。

【**相关病症**】泌尿生殖系统疾病，如男性的阳痿、遗精、睾丸炎；女性的子宫内膜炎、月经不调、痛经。还治疗腰骶痛、便秘、尿潴留等。

【**相关穴位**】小肠俞、膀胱俞、中膂俞、白环俞、上髎、次髎、中髎、下髎、会阴、长强、腰俞、腰奇。

【**治疗部位**】①骶后孔；②骶骨外侧缘。

结构针灸
Structure-based Medical Acupuncture

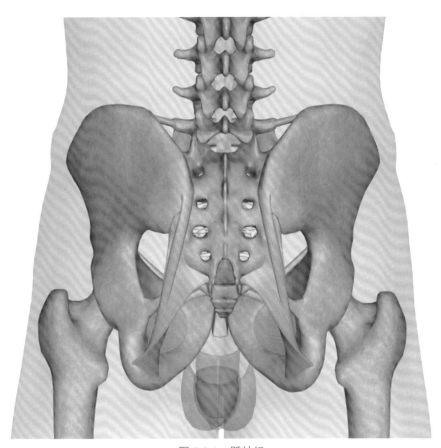

图 8-9-1 骶神经

【针刺方法】

**1. 骶后孔** 有两种定位法：

(1) 医生以示指尖按在患者第 1 骶椎棘突(腰 5、骶 1 间隙下约 2cm 处的骶正中嵴)旁约 2.5cm 处，小指按在骶骨角的外上方，中指与环指相等距离分开按放，示指所按者约为第一骶后孔(上髎)，中指所按者约为第二骶后孔(次髎)，环指所按者约为第三骶后孔(中髎)，小指所按者约为第四骶后孔(下髎)。

(2) 患者俯卧，先找到髂后上棘，在此棘内下方约 1.3cm 处约为第二骶后孔。第二骶后孔向上约 2.5cm、微偏外侧，约为第一骶后孔。在第二骶后孔下约 2cm，微偏内侧，约为第三骶后孔。在第三骶后孔下约 1.5cm，微偏内侧，约为第四骶后孔。

用上述两法之一确定骶后孔位置后，用手指稍用力按压，查找凹陷，为进针点。针垂直刺入，针尖微微偏内，抵达骶后孔后，继续进针 1~2.5cm(第一骶后孔继续进针约 2.5cm，第四骶后孔继续进针约 1cm，第二、三骶后孔进针深度介于上述两孔之间)即抵达骶前孔。因个体的差异，针刺深度不能一概而论，以患者感到明显酸胀为度，不宜太深。参见图 8-9-2。

**2. 骶骨外侧缘** 用上述方法确定骶后孔，在其水平线和骶骨外缘相交处，垂直进针 3~5cm，可做扇形探寻，有麻窜感时出针。此法可以刺到骶 3~4 神经的前支，骶 1~2 前支无法刺到。参见图 8-9-3。

【注意事项】骶后孔进针时，针与皮肤的进针角度因人而异，从 15°~45° 不等。针进入骶后孔超过 6cm 可能损伤位于骶 2 部位的硬膜囊。老年人或骨质疏松患者，不宜用力过大、过快，避免进针过深刺入骶骨前壁组织导致出血。

【作者体会】针刺骶后孔时，以出现针感为度，尽量不要穿过骶前孔过深，以免损伤腹腔脏器。

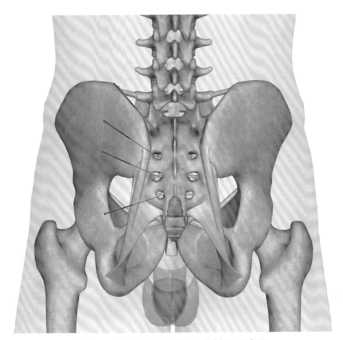

图 8-9-2 骶神经之骶后孔刺法示意图

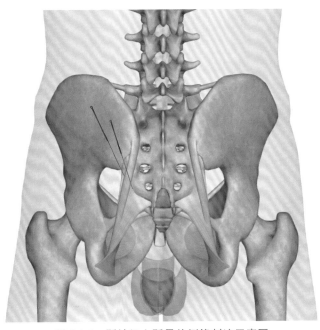

图 8-9-3 骶神经之骶骨外侧缘刺法示意图

# 十、阴部神经

【解剖位置】阴部神经为混合神经,有运动和感觉纤维。阴部神经从骶
2~4 神经前支发出,伴随阴部血管穿出梨状肌下孔至臀部,随即绕坐骨棘经坐
骨小孔进入会阴部的坐骨肛门窝。在阴部管内紧贴坐骨肛门窝外侧壁前行,
由后向前经过肛三角和尿生殖三角,沿途发出分支分布于会阴部的肌群和皮
肤以及外生殖器的皮肤。该神经干在会阴部的主要分支有:肛神经(直肠下神
经)、会阴神经和阴茎(蒂)背神经。肛神经分布于肛门外括约肌和肛门部皮
肤;会阴神经与阴部血管伴行分布于会阴诸肌及阴囊或大阴唇的皮肤;阴茎背
神经或阴蒂背神经行于阴茎或阴蒂的背侧,分布于阴茎或阴蒂的海绵体及皮
肤。参见图 8-10-1。

【相关病症】脱肛、阳痿、痔疮、会阴区痛。

【相关穴位】长强、会阴、秩边。

【治疗部位】

**1. 神经刺激点** 第 3 骶后孔旁。

**2. 卡压点** 阴部神经管(坐骨结节上方 3~4cm 处)。

【针刺方法】

**1. 第 3 骶后孔旁神经刺激点** 俯卧位,在臀裂的顶点引一水平线,和
骶骨外侧缘相交处,用手按压,可摸到结节和酸胀,为进针点。直刺,进针约
5cm,针尖顶到骶骨外侧缘后,沿着骶骨外侧缘上下刺激,刺中时麻窜向会阴部
放射。如果沿着大腿向下放射则为刺激点过高,应向尾端调整针尖方向。参
见图 8-10-2。

**2. 阴部神经管卡压点** 阴部管是坐骨直肠窝外侧壁、闭孔内肌筋膜分为
两层而构成的筋膜管道,在坐骨结节上方 3~4cm 处。患者取俯卧位,在坐骨结
节向上 3~4cm 进行深层按压,若有神经卡压,会出现会阴区放射性疼痛与不
适,直刺 3~5cm。以局部酸麻胀为宜,要避免进针过深。参见图 8-10-3。

【注意事项】由于阴部神经接近阴部动脉和静脉,要避免损伤血管。避免
进针过深穿破直肠。

【作者体会】上述针刺方法第 1 条为作者个人经验,供大家参考。

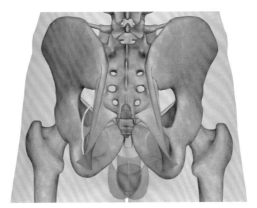

图 8-10-1　阴部神经

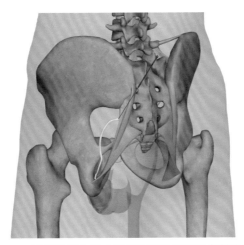

图 8-10-2　阴部神经之第 3 骶后孔旁神经刺激点刺法示意图

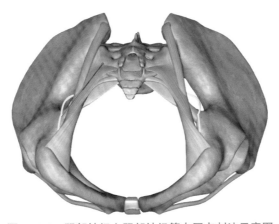

图 8-10-3　阴部神经之阴部神经管卡压点刺法示意图

# 十一、尾丛神经

【**解剖位置**】尾丛由第 4 骶神经的下行小支、第 5 骶神经的前支和尾神经分支组成。第 5 骶神经前支从骶裂孔穿出,在骶角的下方走行于骶骨外侧缘周围,从下至上穿过坐骨尾骨肌,到达该肌表面。在此,有第 4 骶神经前支的下行分支和尾神经前支加入,形成尾丛。该丛位于尾骨的盆面,其分支分布于尾骨肌、部分肛提肌及骶尾关节。由此丛发出的肛尾神经穿过骶结节韧带后分布于尾骨背面的小片皮肤区。参见图 8-11-1。

【**相关病症**】会阴痛、尾骨痛。

【**相关穴位**】会阳。

【**治疗部位**】骶管裂孔。

【**针刺方法**】患者俯卧位,先摸出骶角,在两骶角之间即为骶管裂孔所在。有的人骶角不明显,可摸触尾骨尖,在尾骨尖上 5~6cm 处为骶管裂孔所在。垂直进针,再将针尖改为向尾侧 15°~20°,如针通过皮肤后遇到韧性阻力,为刺中了骶尾韧带,可稍用力,针通过此韧带,做扇形提插。患者有酸胀或触电感出针。参见图 8-11-2。

【**注意事项**】老年人或骨质疏松患者,用力不宜过大、过快,针具不宜过粗,避免刺入骶骨前壁组织导致出血。

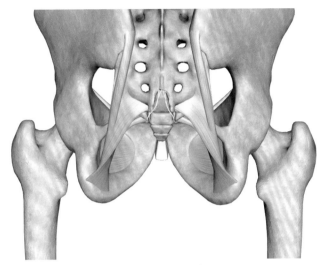

图 8-11-1　尾丛神经

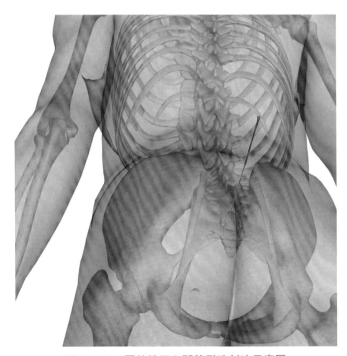

图 8-11-2　尾丛神经之骶管裂孔刺法示意图

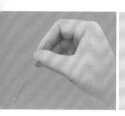

# 第九章
# 下肢神经

## 一、股神经

【解剖位置】股神经是腰丛最大的分支,为混合神经,有感觉和运动纤维。股神经起自腰2~4脊神经的前支,自腰大肌外侧缘发出后,在腰大肌与髂肌之间下行,到达腹股沟区。在腹股沟韧带深面进入股部,位于股动脉的外侧进入大腿的股三角区。股神经在股三角内以旋股外侧动脉为界分成前支和后支。在腹股沟韧带后方,通过腰大肌的部分肌纤维与股动脉分开。在腹部,股神经发出小分支支配髂肌和耻骨肌,还发出小分支至股动脉近端。股神经的前支发出股中间、股内侧皮神经,并有分支至缝匠肌。股神经后支有隐神经(参见本章"十、隐神经")和股四头肌肌支及膝关节的分支。参见图9-1-1。

要点总结:

股神经运动支支配:髂肌、耻骨肌、缝匠肌、股四头肌。

股神经感觉支分布:股前、股内侧、膝内侧皮肤。

股神经关节支至:髋关节、膝关节。

股神经血管支至:股动脉及其分支。

体表投影:腹股沟韧带的中点之后方恰为股动脉穿过之处,在此处可扪得股动脉之跳动,由此向外约1cm为股神经穿腹股沟韧带处,由此垂直向下约5cm即为股神经的体表投影。参见图9-1-2。

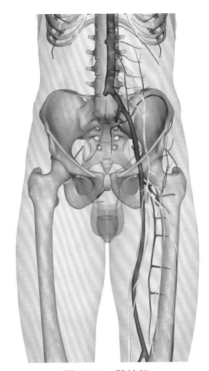

图 9-1-1  股神经

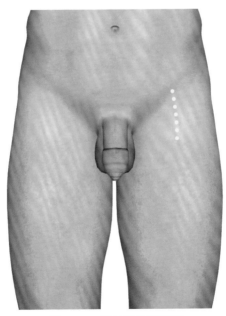

图 9-1-2  股神经体表投影

【**相关病症**】股神经主干不易受到压迫性损害,但其可能被腹膜后肿瘤或出血压迫。糖尿病患者可能发生局部股神经损伤。股神经受损后最显著的特征是股四头肌的萎缩、无力,直接导致伸膝不能,行走困难,使小腿有应力性毁损趋势。膝跳反射消失。疼痛和感觉异常可发生在大腿的前面、内侧,向下延伸至隐神经分布的小腿内侧区。

【**相关穴位**】气冲、髀关、伏兔、阴市、梁丘、犊鼻、血海、箕门、冲门、府舍、阴包、足五里、阴廉、急脉、髋骨、鹤顶、百虫窝、内膝眼。

【**治疗部位**】神经刺激点:在腹股沟韧带中点外约 1cm 处。

【**针刺方法**】患者取仰卧位,首先确定髂前上棘和耻骨结节之间的腹股沟韧带。术者用左手在腹股沟韧带中点附近触诊搏动,确定股动脉。左手中指或示指固定于股动脉外侧缘,在股动脉搏动的外侧约 1cm 处垂直进针,深约 2cm,针尖不宜向内斜,以免刺中股动脉。针中股神经时有局部麻胀并向大腿前面放散。参见图 9-1-3。

【**注意事项**】因进针部位接近股动脉和静脉,易形成皮下瘀斑和血肿,起针后可予局部按压。

結構針灸
Structure-based Medical Acupuncture

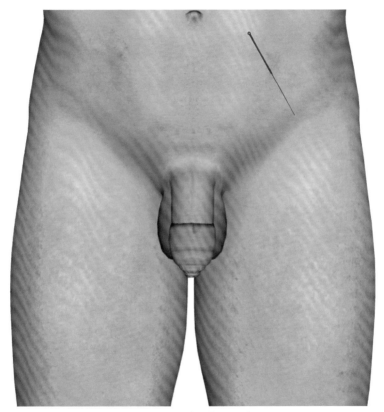

图 9-1-3 股神经刺法示意图

## 二、股外侧皮神经

【解剖位置】股外侧皮神经为感觉纤维,来自腰丛,起自腰 2~3 神经的前支,出腰大肌外侧缘后,向前外侧走行,横过髂肌表面至髂前上棘内侧,穿腹股沟韧带深面至大腿,经缝匠肌前面或穿过该肌肉的上部,分成前后二支,前支在髂前上棘下侧约 10cm 处穿出阔筋膜,分布于股部前外侧的皮肤,远至膝关节。其终末与股神经前皮支和隐神经的髌下支相连,形成髌周神经丛;后支在髂前上棘下侧约 5cm 处穿出阔筋膜,分布于从大转子至股部中部外侧面皮肤,有的分布于臀区皮肤。参见图 9-2-1。

【相关病症】股外侧皮神经在走行过程中,有 3 个位置易受损:靠近脊柱处;在腹腔内即将穿出至骨盆时;离开骨盆时。后者是最常见的部位,多发生于髂前上棘内侧,神经穿经腹股沟韧带时。特别是在运动过程中易受挤压损伤,例如反复屈髋、伸髋。穿戴紧身腰带或紧身衣服或最近出现体重增加或妊娠时,症状可能加重。

股外侧皮神经损伤后导致感觉障碍,在股部前外侧区出现疼痛和麻痹。该损伤区前方不超过中线,下方不超过膝关节水平,后方不超过腘绳肌肌腱。另外,股神经外侧皮支的后支支配的一较窄的区域:股骨大转子至膝关节连线上 2/3 部分,也可能单独出现感觉异常。该分支离开神经主干后,常行于腹股沟韧带远侧,然后转向外侧穿出阔筋膜张肌,此处极易受损。

【相关穴位】髀关、伏兔、阴市、梁丘、五枢、维道、风市、中渎、膝阳关、髋骨。

【治疗部位】

**1. 股外侧皮神经干穿离骨盆点**　髂前上棘内下约 2cm 处。

**2. 股外侧皮神经后支卡压点**　髂前上棘下侧约 5cm 处。

**3. 股外侧皮神经前支卡压点**　髂前上棘下侧约 10cm 处。

【针刺方法】

**1. 股外侧皮神经干穿离骨盆点**　在髂前上棘内下约 2cm 处,寻找硬结或酸胀部位,直刺约 2cm,刺中神经时有触电感向大腿外侧和前侧放散。参见图 9-2-2。

**2. 股外侧皮神经后支卡压点**　在髂前上棘内下约 5cm 处,寻找硬结或酸胀部位,直刺约 2cm,刺中神经时有触电感向大腿外侧放散。参见图 9-2-2。

**3. 股外侧皮神经前支卡压点**　在髂前上棘下内约 10cm 处,寻找硬结或酸胀部位,直刺约 2cm,刺中神经时有触电感向大腿前侧放散。参见图 9-2-2。

【作者体会】自行车运动爱好者中发病较多,针灸解除神经卡压效果很好。

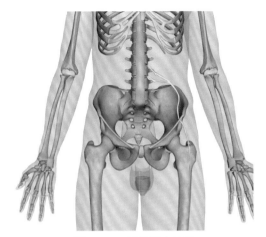

图 9-2-1 股外侧皮神经

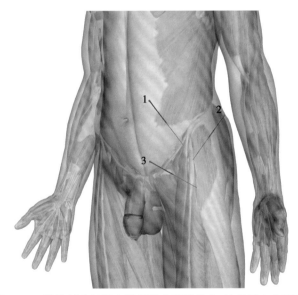

图 9-2-2 股外侧皮神经之神经干穿离骨盆点、神经后支卡压点、
神经前支卡压点刺法示意图

视频 9-2-1
股外侧皮神经讲
解及针刺演示

## 三、坐骨神经

【解剖位置】坐骨神经是全身直径最粗、行程最长的神经。坐骨神经为混合神经,有运动和感觉纤维。来自骶丛,含有腰 4、腰 5 和骶 1~3 脊神经前支的纤维。坐骨神经从骶丛发出后,经梨状肌下孔穿出坐骨大孔到达臀大肌深面,在大转子和坐骨结节之间下行到达股后区。进而行走于股二头肌长头的深面,一般在腘窝上方分为胫神经和腓总神经两大终支。参见图 9-3-1。

坐骨神经的变异较常见,坐骨神经出盆腔时与梨状肌的关系有多种:多数以单干形式从梨状肌下孔出盆腔;有的则以单干穿梨状肌出盆腔;有的神经干分为两支,一支穿梨状肌,另一支穿梨状肌下孔出盆腔;有的神经干分为两支,一支穿梨状肌上孔,另一支穿梨状肌下孔出盆腔。在后三种变异形式中,单干穿梨状肌出盆腔者,对坐骨神经的不利影响最大。坐骨神经长年受梨状肌收缩的压迫,神经干的血液供应因此受到影响,最后出现功能障碍,临床称为"梨状肌综合征"。坐骨神经分叉点也常变异。一般位于股部中、下 1/3 处,近腘窝尖处,但也可发生在该位置以上任何水平,下方较少见。

坐骨神经肌支分布至股二头肌、半腱肌、半膜肌和大收肌坐骨部。关节支起自近侧,穿过髋关节囊后部支配髋关节。

体表投影:①点,髂后上棘与坐骨结节之间的连线三等分,在其上、中 1/3 交接处为一点;②点,坐骨结节与大转子之间的连线三等分。其内、中 1/3 交接处作为一点;③点,腘窝上角。①和②点之间作一微向外突的弧线至③点,即为坐骨神经之体表投影。参见图 9-3-2。

【相关病症】下肢无力、疼痛。

坐骨神经支配膝屈肌和膝关节以下所有肌,因此,坐骨神经完全瘫痪可导致足踝瘫痪和严重的行走困难。但是,坐骨神经完全瘫痪非常罕见。关于梨状肌综合征的争议较多,其中梨状肌与坐骨神经之间的异常关系被认为是引起臀部和坐骨神经分布区域疼痛的原因。外源性臀部压迫,例如患者长时间卧床,臀下放置便盆过长,坚硬的边缘可损伤此神经。

【相关穴位】承扶、殷门、秩边、环跳。

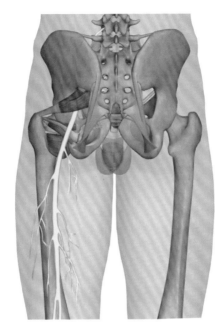

图 9-3-1　坐骨神经

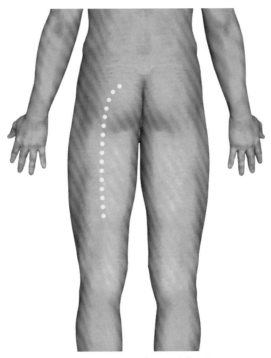

图 9-3-2　坐骨神经体表投影

179

【治疗部位】

**1. 刺激点**　在上述体表投影线上任何一点均可刺中坐骨神经,常用两点进针:①坐骨结节与大转子间线内、中 1/3 交接处;②臀横纹中点。

**2. 卡压点**　①梨状肌;②闭孔内肌、上下孖肌及股方肌卡压点。

【针刺方法】

**1. 坐骨结节与大转子间线内、中 1/3 交接处**　患者俯卧,垂直进针,深 4~6cm,刺中坐骨神经时,有电麻感向大腿后面、小腿、足趾传导。参见图 9-3-3。

**2. 臀横纹中点刺激点**　垂直进针约 4cm,刺中坐骨神经时针感同上。参见图 9-3-3。

**3. 梨状肌卡压点**　梨状肌体表投影为:骶骨外侧线的中 1/3 段,到大转子尖。患者侧卧位,下腿伸直,上腿屈曲,在大转子后上方可见明显的凹陷,在凹陷最深处触诊硬结和酸痛处,或按以上体表投影触诊梨状肌的硬结和酸痛处,直刺,5~7cm。刺中坐骨神经时针感同上。参见图 9-3-3。

**4. 闭孔内肌、上下孖肌及股方肌卡压点**　患者俯卧位,先触诊到股骨头,绕其后内侧依次向上触诊,为股方肌、下孖肌、闭孔内肌和上孖肌,都位于臀大肌深面,触诊硬结和酸痛处进针,直刺,5~7cm。患者常会产生酸胀或肌肉跳动。参见图 9-3-3。

【注意事项】勿反复穿刺,避免损伤坐骨神经。

结构针灸
Structure-based Medical Acupuncture

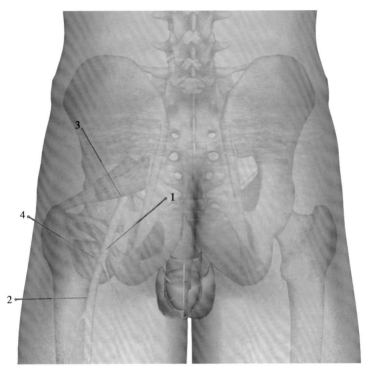

图 9-3-3　坐骨神经之坐骨结节与大转子间刺激点,臀横纹中点刺激点,
梨状肌卡压点,闭孔内肌、上下孖肌及股方肌卡压点刺法示意图

## 四、臀上神经

【解剖位置】臀上神经起自腰 4~骶 1 脊神经的前支,由骶丛发出后,与臀上血管伴行,从梨状肌上孔出盆腔,至臀部,行于臀中肌、臀小肌之间。在两肌之间,其主干分为上、下两支。上支与臀上动脉深支的上支伴行,支配臀中肌,偶尔支配臀小肌;下支与臀上动脉深支的下支伴行,穿过臀小肌支配臀中肌、臀小肌,止于并支配阔筋膜张肌。参见图 9-4-1。

【相关病症】髋外侧疼痛,髋外展无力。

【相关穴位】胞肓、秩边、居髎。

【治疗部位】卡压点:梨状肌上口。

【针刺方法】根据梨状肌的体表投影(骶骨外侧线的中 1/3 段,到大转子尖),触诊梨状肌上缘的硬结和酸痛处,直刺 5~7cm,患者会有局部酸胀、麻窜或肌肉跳动。参见图 9-4-2。

【注意事项】此处有臀上动脉,针刺不宜粗暴,刺破动脉会有血肿,需及时压迫止血。

结构针灸
Structure-based Medical Acupuncture

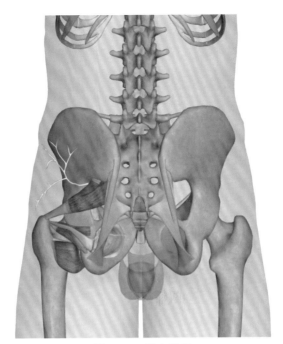

图 9-4-1 臀上神经

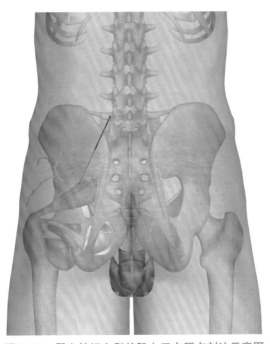

图 9-4-2 臀上神经之梨状肌上口卡压点刺法示意图

## 五、臀下神经

【**解剖位置**】臀下神经起自腰 5~ 骶 2 脊神经的前支。伴随臀下血管从梨状肌下孔出骨盆，发出分支进入臀大肌深面，支配臀大肌。参见图 9-5-1。

【**相关病症**】髋伸展无力。

【**相关穴位**】秩边、环跳。

【**治疗部位**】卡压点：梨状肌下口。

【**针刺方法**】触诊梨状肌下缘偏内侧处的硬结和酸痛处，直刺，5~7cm。患者会有局部酸胀或肌肉跳动。参见图 9-5-2。

【**注意事项**】避免反复刺激损伤神经。

结构针灸
Structure-based Medical Acupuncture

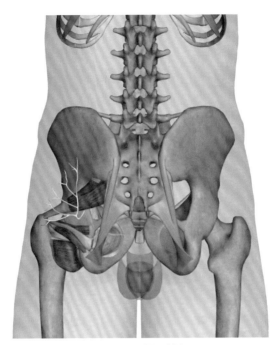

图 9-5-1 臀下神经

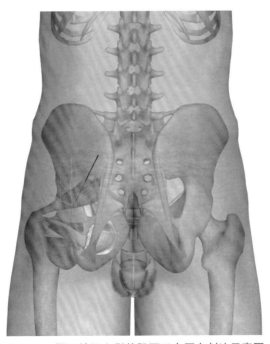

图 9-5-2 臀下神经之梨状肌下口卡压点刺法示意图

# 六、胫神经

【解剖位置】胫神经为混合神经,有感觉和运动纤维,是坐骨神经分支之一。由腰 4~骶 3 神经的前支构成,在腘窝上角处由坐骨神经发出,沿腘窝中间下降,到达腘肌下缘,然后伴腘动脉通过比目鱼肌腱弓的前方进入小腿深面,继而伴随胫后血管到内踝后方,在屈肌支持带深面的踝管内分为足底内侧神经和足底外侧神经。足底内侧神经在𧿹展肌深面、趾短屈肌内侧前行,分支分布于足底内侧肌群,足底内侧半皮肤及内侧三个半足趾跖面皮肤。足底外侧神经在𧿹展肌和趾短屈肌深面行至足底外侧,分支分布于足底中间群和外侧群肌,以及足底外侧半皮肤和外侧一个半趾跖面皮肤。参见图 9-6-1。

胫神经在腘窝和小腿后区尚发出许多分支:其中肌支分布于小腿后群诸肌;皮支主要为腓肠内侧皮神经,该皮支伴小隐静脉下行,沿途分支分布于相应区域的皮肤,并在小腿下部与来自腓总神经的腓肠外侧皮神经吻合为腓肠神经。腓肠神经经外踝后方至足的外侧缘前行,分布于足背及小趾外侧缘皮肤;关节支则分布于膝关节和踝关节。

要点总结:

**1. 胫神经的肌支支配**　腓肠肌、比目鱼肌、跖肌、趾长屈肌、𧿹长屈肌、胫骨后肌、腘肌和足底肌等。

**2. 胫神经的皮支分布**　小腿后面、足底、足外侧缘及足跟的内、外侧面。

**3. 胫神经的关节支分布**　膝关节和踝关节。

体表投影:①腘窝上角;②腘窝下角;③小腿后正中线的上 1/3 与中 1/3 交接处;④内踝尖与跟腱之间的凹陷处。以上四点之连线,即为胫神经之体表投影。参见图 9-6-2。

【相关病症】胫神经损伤后由于小腿后群肌收缩无力,主要表现为足不能跖屈,不能以足尖站立,内翻力减弱。同时出现足底皮肤感觉障碍,跟腱反射消失。

由于小腿后群肌功能障碍,收缩无力,导致小腿前外侧群肌的过度牵拉,使足呈背屈和外翻位,出现"钩状足"畸形。参见图 9-6-3。

【相关穴位】大都、太白、公孙、商丘、三阴交、漏谷、地机、阴陵泉、委中、合阳、承筋、承山、飞扬、跗阳、昆仑、涌泉、然谷、太溪、水泉、复溜、交信、筑宾、阳交、膝关、曲泉、独阴、气端。

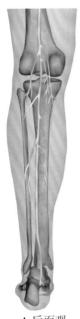 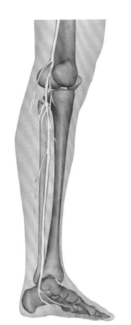 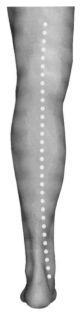

 A 后面观　　　　　　　　 B 内侧观

图 9-6-1　胫神经

图 9-6-2　胫神经体表投影

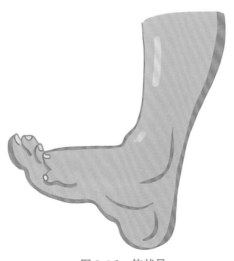

图 9-6-3　钩状足

【治疗部位】

**1. 刺激点**　以上体表投影线均可针刺,常用以下 4 点:①腘窝上角下约 2cm;②腘横纹之中点;③小腿后正中线上、中 1/3 交接处;④内踝尖与跟腱之间的凹陷处。

**2. 常见卡压点**　①腘肌;②比目鱼肌腱弓;③踝管。

【针刺方法】

**1. 腘窝上角下刺激点**　患者取俯卧位,使腿抗阻微屈。可以显示腘窝上角的皮肤皱褶及半腱肌和股二头肌边缘。在腘窝上角的顶点下缘约 2cm,垂直进针约 2cm,进针至出现向小腿后下部放射性异感。如果未诱发出异感,可将针尖向中、外做扇形方向穿刺寻找,直至出现异感。参见图 9-6-4。

**2. 腘窝中点刺激点**　在腘窝中点垂直进针,深约 2cm。进针至出现向小腿后下部放射性异感。如果未诱发出异感,可将针尖向内、外做扇形方向穿刺寻找,直至出现异感。参见图 9-6-4。

**3. 小腿后方刺激点**　患者取俯卧位,定位于小腿后正中线上、中 1/3 交接处,垂直进针约 3cm,扇形方向穿刺寻找,直至出现麻胀异感。参见图 9-6-5。

结构针灸
Structure-based Medical Acupuncture

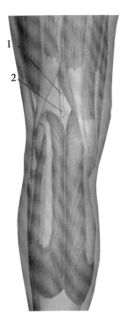

图 9-6-4 胫神经之腘窝上角下方刺激
点、腘窝中点刺激点刺法示意图

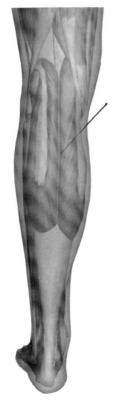

图 9-6-5 胫神经之小腿后方刺激点刺
法示意图

**4. 内踝后刺激点**　内踝尖与跟腱之间的凹陷处,垂直进针约 0.5cm。刺中胫神经时,麻胀感沿神经传导至足底。如果没有出现,可做扇形方向穿刺寻找,直至出现麻窜感。参见图 9-6-6。

**5. 腘肌卡压点**　患者取俯卧位,确定腘肌(腘肌起自股骨外侧髁腘切迹,外侧副韧带股骨附着处的前下方,向后下内斜行,止于胫骨后侧比目鱼肌线上的骨面),该肌浅层为胫神经。针刺前先局部按压腘肌,查找出现放射性疼痛或不适的点,直刺 2~4cm,以出现酸麻胀为宜。参见图 9-6-7。

**6. 比目鱼肌腱弓卡压点**　患者取俯卧位,确定比目鱼肌腱弓(在胫骨近端和腓骨近端的后侧面,小腿后方中、上 1/3 交界处稍上)。局部按压,出现放射性疼痛或不适点,行针刺治疗,以出现酸麻胀为宜。参见图 9-6-7。

**7. 踝管卡压点**　屈肌支持带是连接内踝和跟骨的薄层韧带,除了胫神经以外,胫后动、静脉也从其下方经过,由前至后的其他结构依次为:胫后肌腱、趾长屈肌和踇长屈肌,这个足部肌腱下的解剖管道称为踝管。治疗定点在内踝后下方。局部按压,出现放射性疼痛或不适点,行针刺治疗,以出现酸麻胀为宜。参见图 9-6-8。

【注意事项】避免损伤腘动脉、腘静脉、胫后动脉、胫后静脉,起针若有出血,予局部按压,避免局部血肿和青紫。

结构针灸
Structure-based Medical Acupuncture

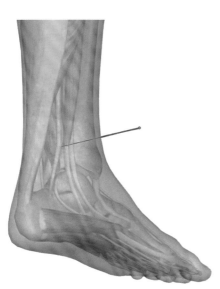

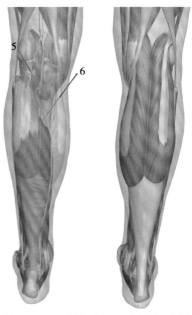

图 9-6-6　胫神经之内踝后方刺激点刺法
　　　　　示意图

图 9-6-7　胫神经之腘肌卡压点、比目
　　　　　鱼肌腱弓卡压点刺法示意图

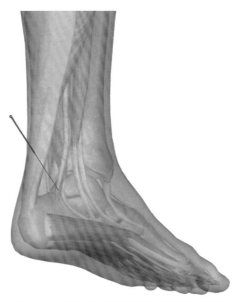

图 9-6-8　胫神经之踝管卡压点刺法示意图

# 七、腓总神经

【解剖位置】腓总神经为混合神经,有感觉和运动纤维,是坐骨神经分支之一。纤维来自腰 4~骶 2 脊神经前支。腓总神经在腘窝上角自坐骨神经分出,沿腘窝外上壁(即股二头肌的内侧缘)下降,向外下走行至小腿上段外侧,绕腓骨颈向前穿过腓骨长肌,行于腓骨长肌的深面,在此处分为腓浅神经和腓深神经两大终末支。参见图 9-7-1。

腓总神经的分布范围主要包括小腿前、外侧群肌和足背肌及小腿外侧、足背和趾背的皮肤。除此之外,腓总神经尚有分支至膝关节前外侧部和胫腓关节。腓总神经发出的腓肠外侧皮神经分布于小腿外侧面皮肤,并与来自胫神经的腓肠内侧皮神经吻合。

体表投影:从腘窝上角,经股二头肌内侧缘至腓骨小头后下方作一连线,为腓总神经之体表投影。参见图 9-7-2。

【相关病症】腓总神经在腓骨颈处的位置最为表浅,易受损伤。受伤后由于小腿前、外侧群肌功能丧失,表现为足不能背屈,趾不能伸,足下垂且内翻,呈"马蹄内翻足"畸形(图 9-7-3),行走时呈"跨阈步态"。同时小腿前、外侧面及足背区出现明显的感觉障碍。

【相关穴位】浮郄、阳陵泉、委阳。

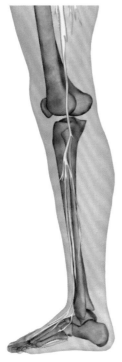

图 9-7-1 腓总神经

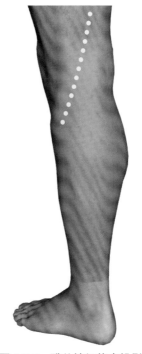

图 9-7-2 腓总神经体表投影

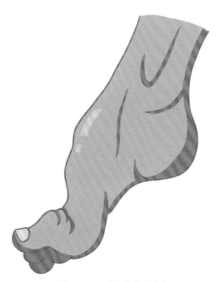

图 9-7-3 马蹄内翻足

【治疗部位】

**1. 刺激点**　腓骨小头后下方。

**2. 卡压点**　腓骨肌管。

【针刺方法】

**1. 腓骨小头后下方刺激点**　在腓骨小头后下方,手指在皮肤表面左右滑动时,可以触及腓总神经在腓骨颈上滚动。触诊为条索状,有滑动和麻胀感。将腓总神经固定在左手中指和示指之间,右手持针,向骨质方向穿刺。深0.5~1cm,刺中神经时,触电感向小腿外侧和足背放散。参见图 9-7-4。

**2. 腓骨肌管卡压点**　患者取侧卧位,先确定腓骨肌管位置,腓骨肌管主要为腓骨长肌起始部纤维与腓骨颈部所形成的骨纤维隧道。触诊到硬结酸胀处,直刺 1~2cm,至放射性异感出现。参见图 9-7-4。

【注意事项】起针若有出血,予局部按压,避免局部血肿和青紫。勿反复刺激,避免损伤神经。

结构针灸
Structure-based Medical Acupuncture

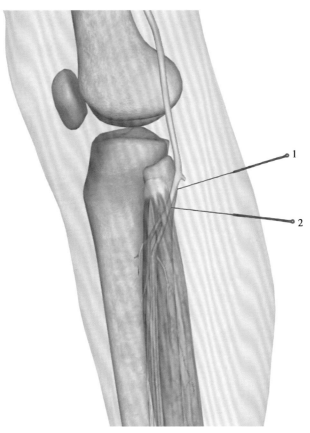

图 9-7-4 腓总神经之腓骨小头后下方刺激点、腓骨肌管卡
压点刺法示意图

# 八、腓深神经

【**解剖位置**】腓深神经起始于腓总神经分叉处,在腓骨与腓骨长肌上段之间斜向前行,伴随胫前血管于胫骨前肌和趾长伸肌之间,继而在胫骨前肌与𧿹长伸肌之间下行,最后经踝关节前方达足背。在足背处分为内、外侧分支,其中内侧分支与足背动脉伴行走向远端,最终在第一趾蹼形成终末感觉支,外侧分支支配趾短伸肌。沿途发出分支分布于小腿前群肌、足背肌及第 1、2 趾相对缘的皮肤。参见图 9-8-1。

腓深神经肌支支配:胫骨前肌、𧿹长伸肌、趾长伸肌、趾短伸肌、骨间肌和第 3 腓骨肌。

关节支分布于踝关节、跗跖关节和跖趾关节。

皮支分布于第 1、2 趾之间皮肤。

体表投影:①腓骨小头后下方;②约胫骨粗隆下 2.5cm、胫骨前嵴外 2cm;③足背横纹上𧿹长肌腱内缘;④第 1、2 趾间连接处的背面。4 点连线为腓深神经在小腿和足的体表投影。参见图 9-8-2。

【**相关病症**】足下垂,第 1、2 趾之间麻木。参见图 9-8-3。

【**相关穴位**】足三里、上巨虚、条口、丰隆、下巨虚、解溪、冲阳、外丘、光明、阳辅、悬钟、大敦、行间、太冲、中封、胆囊、阑尾。

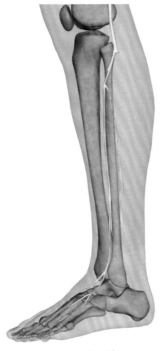

图 9-8-1  腓深神经

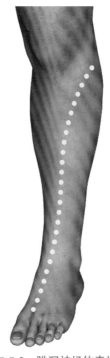

图 9-8-2  腓深神经体表投影

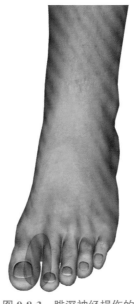

图 9-8-3  腓深神经损伤的
感觉障碍区

【治疗部位】①胫骨前肌刺激点；②踇长伸肌内侧缘刺激点；③踇短伸肌腱刺激点。

【针刺方法】

**1. 胫骨前肌刺激点**　患者仰卧位，定位约在胫骨粗隆下 5cm、胫骨前嵴外 2cm，垂直进针，深约 3cm，刺中神经时局部麻窜感，向远端放散。参见图 9-8-4。

**2. 踇长伸肌内侧缘刺激点**　患者仰卧位，患者用力背伸踇趾，来确认踇长伸肌腱。在踝关节皮肤折痕处，踇长伸肌腱内缘，垂直进针。当针接近胫骨时，可以引出腓深神经分布区域（踇趾与第 2 趾之间）异感。若未出现异感，可将针回撤并重新调整方向直至出现感觉异常。参见图 9-8-5。

**3. 踇短伸肌腱刺激点**　在足背第 1、2 趾之间，触诊踇短伸肌腱，在其前方垂直进针，1~2cm，至出现麻胀感。参见图 9-8-6。

【注意事项】起针若有出血，予局部按压，避免局部血肿和青紫。

结构针灸
Structure-based Medical Acupuncture

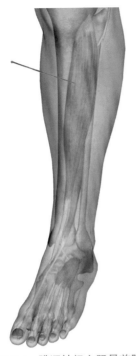

图 9-8-4 腓深神经之胫骨前肌
刺激点刺法示意图

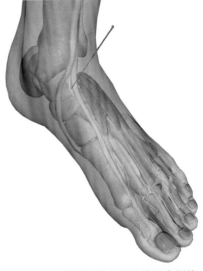

图 9-8-5 腓深神经之踇长伸肌内侧缘
刺激点刺法示意图

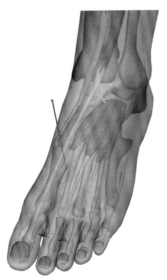

图 9-8-6 腓深神经之踇短伸肌腱
刺激点刺法示意图

## 九、腓浅神经

【解剖位置】腓浅神经为混合神经,有感觉和运动纤维,是腓总神经的分支之一。起于腓总神经分叉处,最初位于腓骨长肌深面,向前下方行于腓骨长、短肌与趾长伸肌之间,在小腿中、下 1/3 处穿出深筋膜,并分成内、外侧两个终支。参见图 9-9-1。

腓浅神经肌支支配:腓骨长肌、腓骨短肌。

皮支分布于:小腿外侧、踝外侧和趾背的皮肤(除第 5 趾外侧面和第 1、2 趾相邻面的皮肤外)。

体表投影:①腓骨小头后下方;②腓骨中点的前缘;③外踝前缘;④点 ~ ⑧点为第 1~5 趾背。①②③的连线,分别到④点 ~ ⑧点为腓浅神经的体表投影。参见图 9-9-2。

【相关病症】踝痛,踝扭伤。足外翻无力和小腿外侧感觉丧失。

【相关穴位】解溪、冲阳、陷谷、内庭、厉兑、隐白、阳交、外丘、光明、阳辅、悬钟、地五会、侠溪、胆囊、外踝尖、八风、气端。

结构针灸
Structure-based Medical Acupuncture

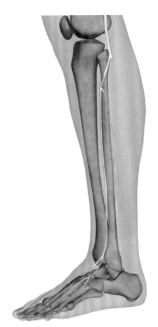

图 9-9-1　腓浅神经

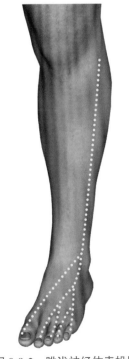

图 9-9-2　腓浅神经体表投影

【治疗部位】

**1. 神经刺激点**  ①腓骨中点前缘;②外踝上方约 10cm;③趾长伸肌腱外侧。

**2. 卡压点**  ①腓骨长肌卡压点;②腓骨短肌卡压点。

【针刺方法】

**1. 腓骨中点前缘刺激点**  腓骨小头和外踝连线的中点前 1~2cm(相当于腓骨中点前缘 1~2cm)处垂直进针,约 2cm,可以诱发出足背面麻窜感。参见图 9-9-3。

**2. 外踝上方刺激点**  在外踝上部 10cm 左右,患者足趾背屈可以显示趾长伸肌,足内、外翻确定腓骨长肌,在其间隙进针,用针垂直刺入皮肤约 2cm,可以诱发出足背面麻窜感。参见图 9-9-3。

**3. 趾长伸肌腱外侧刺激点**  患者取仰卧位并伸展下肢,对患者足趾施加阻力并嘱用力伸展以确认趾长伸肌腱,在足踝皮肤折痕处,趾长伸肌腱外侧进针,直刺约 0.5cm,可以诱发出足背面麻窜感。参见图 9-9-4。

**4. 腓骨长肌卡压点**  腓骨小头与外踝连线的上 1/3 与下 2/3 交点。触诊肌肉硬结酸痛处垂直进针,约 2cm,可以诱发出足背面麻窜感。参见图 9-9-5。

**5. 腓骨短肌卡压点**  腓骨小头与外踝连线的上 2/3 与下 1/3 交点。触诊肌肉硬结酸痛处垂直进针,约 2cm,可以诱发出足背面麻窜感。参见图 9-9-5。

【注意事项】起针若有出血,予局部按压,避免局部血肿和青紫。

结构针灸
Structure-based Medical Acupuncture

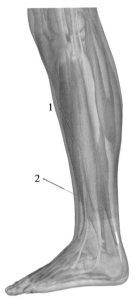

图 9-9-3　腓浅神经之腓骨中点前缘刺激点、外踝上方刺激点刺法示意图

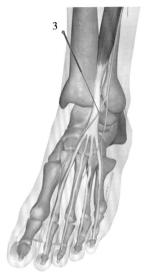

图 9-9-4　腓浅神经之趾长伸肌腱外侧（足踝折痕处）刺激点刺法示意图

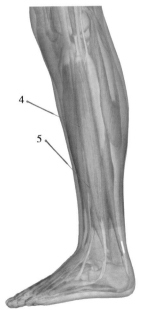

图 9-9-5　腓浅神经之腓骨长肌卡压点、腓骨短肌卡压点刺法示意图

视频 9-9-1
腓深神经和腓浅神经的针刺演示

# 十、隐神经

【解剖位置】隐神经为感觉神经,是股神经最大的皮支。由股神经发出后,伴随股动、静脉下行进入收肌管下行,出此管后在膝关节内侧继续下行,于缝匠肌下端的后方浅出至皮下。

沿膝关节内侧和小腿的胫骨内侧缘下降,并与大隐静脉伴行,直抵足内侧。沿途发出分支分布于髌下、小腿内侧面及足内侧缘的皮肤。当隐神经离开收肌管时,发出 1 条髌下支参与髌周神经丛的组成。参见图 9-10-1。

体表投影:从膝关节内侧至小腿上 2/3 与大隐静脉伴行,位于大隐静脉之后方。参见图 9-10-2。

【相关病症】膝关节内侧痛、小腿内侧和足内侧的皮肤疼痛、麻木。

【相关穴位】犊鼻、太白、公孙、商丘、三阴交、漏谷、地机、阴陵泉、箕门、然谷、太溪、大钟、水泉、照海、复溜、交信、筑宾、蠡沟、中都、膝关、曲泉、内膝眼、内踝尖。

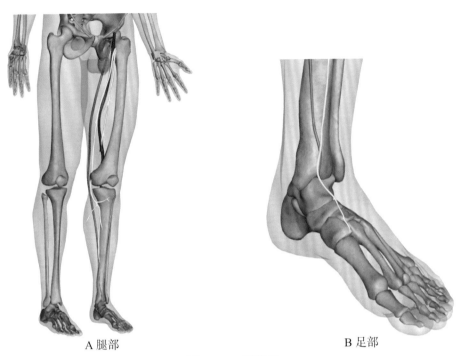

A 腿部        B 足部

图 9-10-1 隐神经

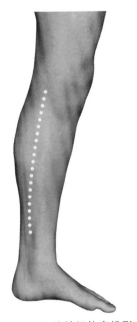

图 9-10-2 隐神经体表投影

【治疗部位】

**1. 刺激点**　①体表投影处；②内踝前侧。

**2. 卡压点**　①内收肌管下口；②膝内侧（股骨内上髁下缘与胫骨内侧髁之间）。

【针刺方法】

**1. 体表投影刺激点**　从膝关节内侧至小腿上 2/3 处，大隐静脉后方。直刺，1~2cm，患者有下肢内侧的放射性异感。参见图 9-10-3。

**2. 内踝前侧刺激点**　在内踝前侧，垂直进针，0.5~1cm，患者有内踝处的放射性异感。参见图 9-10-3。

**3. 内收肌管下口卡压点**　患者仰卧位，下肢外旋，在大腿内侧中、下 1/3 处确定股内侧肌与缝匠肌间隙。重压此间隙患者有向小腿放射性异感，垂直进针，2~3cm，刺中时出现向小腿内侧放射的麻窜感。参见图 9-10-3。

**4. 膝内侧卡压点**　患者仰卧，下肢外旋，查找股骨内上髁下缘与胫骨内侧髁之间皮下，寻找压痛点，斜刺进针，2~3cm，做扇形探寻，刺中神经时患者出现向膝关节放射的麻窜感。参见图 9-10-3。

【注意事项】勿反复穿刺，避免损伤神经。因进针部位接近股动脉和静脉，易形成皮下瘀斑和血肿，起针后可予局部按压。

【作者体会】膝关节内侧关节线处的压痛与此神经关系较大，在收肌管和膝内侧卡压处针刺有效。

结构针灸
Structure-based Medical Acupuncture

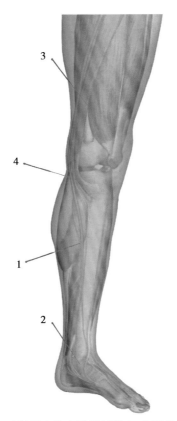

图 9-10-3 隐神经之体表投影刺激点、内踝前侧刺激点、
内收肌管下口卡压点、膝内侧卡压点刺法示意图

# 附：脊神经支配范围简表

## 一、脊神经后支分布

| | 神经 | 节段定位 | 支配范围 |
|---|---|---|---|
| 脊神经后支分布 | 枕下神经 | $C_1$ 后支 | 纯运动性,支配头后短肌(头直肌和头斜肌),使头回旋 |
| | 枕大神经 | $C_2$ 后支 | 支配项肌(头下斜肌、头夹肌、头最长肌)及枕部皮肤 |
| | 第 3 枕神经 | $C_3$ 后支 | 支配项肌(头半棘肌)及枕部皮肤 |
| | 颈神经 | $C_{4-8}$ 后支 | 按节段支配项、背、腰部短肌、长肌及皮肤,其中腰 $_{1-3}$ 后支的皮支,又称臀上皮神经,分布于臀上部皮肤 |
| | 胸神经 | $T_{1-12}$ 后支 | |
| | 腰神经 | $L_{1-5}$ 后支 | |
| | 骶神经 | $S_{1-5}$ 后支 | 出骶后孔,其中骶 $_{1-3}$ 后支的皮支为臀中皮神经,分布于臀中部皮肤 |
| | 尾神经 | $C_{o1}$ 后支 | 出骶管裂孔,分布于尾部皮肤 |

## 二、脊神经前支分布

| | | 神经 | 节段定位 | 支配范围 |
|---|---|---|---|---|
| 颈丛($C_{1-4}$前支) | 皮支 | 枕小神经 | $C_2$ | 分布于枕外部、耳郭后面及乳突部皮肤 |
| | | 耳大神经 | $C_{2,3}$ | 分布于耳郭、乳突和腮腺区皮肤 |
| | | 颈横皮神经 | $C_{2,3}$ | 分布于颈前皮肤 |
| | | 锁骨上神经 | $C_{3,4}$ | 分布于锁骨区、肩部和上胸部皮肤 |
| | 肌支 | 胸锁乳突肌支 | $C_{3,4}$ | |
| | | 斜方肌支 | $C_{3,4}$ | |
| | | 颈深肌支 | | 支配头前直肌、头侧直肌($C_1$)、头长肌($C_{2-4}$)、颈长肌($C_{1-4}$)、中斜角肌($C_{3-4}$)、头斜角肌($C_4$) |
| | | 肩胛提肌支 | $C_{3-5}$ | |
| | 膈神经 $C_{3-5}$ | | 运动纤维 | 膈 |
| | | | 感觉纤维 | 心包膜、膈、纵隔胸膜和肋胸膜一部分 |

续表

二、脊神经前支分布

| | | | | |
|---|---|---|---|---|
| 颈丛<br>（C$_{1-4}$<br>前支） | 交通支 | 至舌下神经的交通支 | | 支配颏舌骨肌、肩胛舌骨肌、胸骨舌骨肌 |
| | | 舌下神经 | C$_{2,3}$ | 胸骨甲状肌、甲状舌骨肌 |
| | | 至迷走神经的交通支 | C$_1$ | 支配颅后窝硬脑膜感觉 |
| 臂丛<br>（C$_5$~T$_4$<br>前支） | 锁骨上分支 | 肩胛背神经 | C$_5$ | 支配菱形肌及肩胛提肌 |
| | | 胸长神经 | C$_{5～7}$ | 支配前锯肌 |
| | | 锁骨下神经 | C$_{5-6}$ | 支配锁骨下肌 |
| | | 肩胛上神经 | C$_{5-6}$ | 支配冈上肌、冈下肌 |
| | | 胸前神经 | C$_5$~T$_1$ | 支配胸大肌、胸小肌 |
| | | 肩胛下神经 | C$_{5-6}$ | 支配肩胛下肌、大圆肌 |
| | | 胸背神经 | C$_{6-8}$ | 支配背阔肌 |
| | 锁骨下分支 | 外侧束 | 肌皮神经 C$_{5～7}$ | 肌支——支配喙肱肌、肱肌、肱二头肌 |
| | | | | 皮支——为前臂外侧皮神经（C$_{5-6}$），分布于前臂外侧面皮肤 |
| | | | 正中神经 C$_6$~T$_1$ | 肌支——多数前臂和手部的肌肉 |
| | | | | 皮支——分布于手掌面桡侧三个半指皮肤 |
| | | 内侧束 | 臂内侧皮神经 C$_8$~T$_1$ | 分布于臂内侧面皮肤 |
| | | | 前臂内侧皮神经 C$_8$~T$_1$ | 分布于前臂内侧面皮肤 |
| | | | 尺神经 C$_7$~T$_1$ | 肌支——支配尺侧腕屈肌和第4、5指的指深屈肌，小鱼际肌，第3、4蚓状肌，拇收肌和所有骨间肌 |
| | | | | 皮支——分布于手掌面和背面尺侧一个半指的皮肤 |
| | | 后束 | 桡神经 C$_5$~T$_1$ | 肌支——支配臂和前臂背面全部伸肌 |
| | | | | 皮支——为臂后神经（C$_{5-8}$）、前臂背侧皮神经（C$_{5-8}$），分布于臂和前臂背面及手背桡侧两个半手指皮肤 |
| | | | 腋神经 C$_{5-6}$ | 肌支——支配三角肌和小圆肌 |
| | | | | 皮支——为臂外侧皮神经，分布于臂外侧面皮肤 |

| 二、脊神经前支分布 | | | | |
|---|---|---|---|---|
| 胸神经前支（$T_{1\sim12}$） | 肋间神经 | 肌支 | 支配肋间肌、下 6 对肋间神经还支配腹肌 | |
| | | 皮支 | 分为外侧皮支和前皮支，分布于胸前和外侧面皮肤；第 2 肋间神经外侧皮支名为肋间臂神经，分布于臂内侧面皮肤 | |
| | 肋下神经 | $T_{12}$ | | |
| 腰丛（$T_{12}\sim L_4$前支） | 髂腹下神经 | $T_{12}\sim L_1$ | 肌支——支配腹横肌、腹内斜肌 | |
| | | | 皮支——分布于臀部后外侧和耻骨上部的皮肤 | |
| | 髂腹股沟神经 | $L_1$ | 肌支——支配腹横肌、腹内斜肌 | |
| | | | 皮支——名为阴囊前支，分布于大腿上内侧面、阴茎根和阴囊的皮肤（女性支配阴阜和大阴唇皮肤） | |
| | 生殖股神经 | $L_{1,2}$ | 肌支——支配提睾肌 | |
| | | | 皮支——分布于阴囊（大阴唇）、大腿前内侧的皮肤 | |
| | 股外侧皮神经 | $L_{2,3}$ | 支配大腿外侧面皮肤 | |
| | 股神经 | $L_{2\sim4}$ | 肌支——支配髂肌、耻骨肌、缝匠肌、股四头肌 | |
| | | | 皮支——一支名为前皮支（$L_2$、$L_3$），分布于大腿前面皮肤，另一支为隐神经，分布于小腿内侧面和足内侧缘皮肤 | |
| | 闭孔神经 | $L_{2\sim4}$ | 肌支——支配大腿内收肌群和闭孔外肌 | |
| | | | 皮支——分布于大腿内侧面中部皮肤 | |
| 骶（尾）丛（$L_4$-$Co_1$） | 肌支——支配梨状肌（$S_{1,2}$）、闭孔内肌（$L_5$、$S_1$）、股方肌（$L_5$、$S_1$） | | | |
| | 臀上神经 | $L_4\sim S_1$ | 支配臀中肌、臀小肌、阔筋膜张肌 | |
| | 臀下神经 | $L_5\sim S_2$ | 支配臀大肌 | |
| | 阴部神经 | $S_{1\sim4}$ | 支配会阴诸肌 | |
| | | | 皮支——分布于会阴和外生殖器皮肤 | |
| | 股后皮神经 | $S_{1\sim3}$ | 支配大腿后面皮肤 | |
| | 坐骨神经 | 坐骨神经主干 | $L_4\sim S_3$ | 肌支——上孖肌、闭孔内肌、下孖肌及股方肌、半腱肌、半膜肌、股二头肌 |

二、脊神经前支分布

| 骶（尾）丛（$L_4$-$C_{o1}$） | 坐骨神经 | 胫神经 | $L_4 \sim S_3$ | 肌支——分布于小腿后群肌和足底肌 |
| | | | | 皮支——分布于小腿后面、足底、足外侧缘及足跟的内、外侧面皮肤 |
| | | 腓总神经 | $L_4 \sim S_2$ | 肌支——支配小腿前群肌和外侧群肌 |
| | | | | 皮支——分布于小腿外侧、踝外侧和趾背的皮肤 |

# 后　记

我的临床中,肌肉刺法和神经刺法的应用是最多的。在诊断清楚、适应证把握好时,神经刺法往往效如桴鼓。神经的知识还是我们梳理肌肉、脏腑的疾病的脉络,在临床分析症状、确立诊断、设计治疗方案时不可或缺。因此,本系列图书首先整理了神经。

写作本书用了将近一年的时间,反复收集、整理,又删除、凝练……力求把最准确、最精练、最实用的内容呈现给大家。每个神经刺法都附了相应的插图,关键神经的刺法示教也有视频演示。全书共有 208 幅插图,15 段视频,大家可以对照学习。但是,在临床中,还是诊断为先。全面的医学知识是综合判断的基础,切不可不经分析就照猫画虎。本书虽然论述的是针刺治疗,但这些治疗点也是手法治疗的关键点,推拿、康复、理疗等相关医务工作者也可以借鉴。

很多人希望向我学习一些绝招、"一招鲜"的本事,但是,看似简单的操作,背后却需要全面的医学知识。不经研判,贸然施治,必有风险。医学的学习也不可能一蹴而就,本书只是最初的一段台阶,希望读者能继续在针灸医学之路上坚定地走下去。

关玲
**2022 年 11 月**

# 参考文献

［1］ STANDRING S. 格氏解剖学 [M]. 丁自海 , 刘树伟 , 译 . 41 版 . 济南 : 山东科学技术出版社 , 2017.

［2］ WALDMAN S D. 疼痛介入治疗图谱 [M]. 佟小强 , 译 . 2 版 . 北京 : 北京大学医学出版社 , 2006.

［3］ 湖北省宜昌医学专科学校 . 神经干疗法解剖学基础 [M]. 宜昌 : 湖北省宜昌地区科技局 , 1973.

［4］ 郑宝森 . 神经阻滞技术解剖学彩色图解 [M]. 天津 : 天津科技翻译出版公司 , 2006.

［5］ 徐高磊 . 脊神经功能评估与解剖学分析 [M]. 郑州 : 郑州大学出版社 , 2020.

［6］ 徐高磊 . 周围神经卡压与解剖学分析 [M]. 郑州 : 郑州大学出版社 , 2019.

［7］ 易秉瑛 . 针刀医学应用解剖 [M]. 北京 : 人民卫生出版社 , 2014.

［8］ RUSSELL S. 外周神经损伤检查 : 解剖与临床 [M]. 杨重飞 , 陆丹 , 孔令擘 , 译 . 2 版 . 西安 : 世界图书出版西安有限公司 , 2017.

［9］ 王红 , 布朗 , 霍德 . C 形臂透视引导下脊椎注射术 [M]. 王克杰 , 倪家骧 , 译 . 北京 : 人民军医出版社 , 2008.

［10］ 丁文龙 , 王海杰 . 系统解剖学 [M]. 2 版 . 北京 : 人民卫生出版社 , 2015.

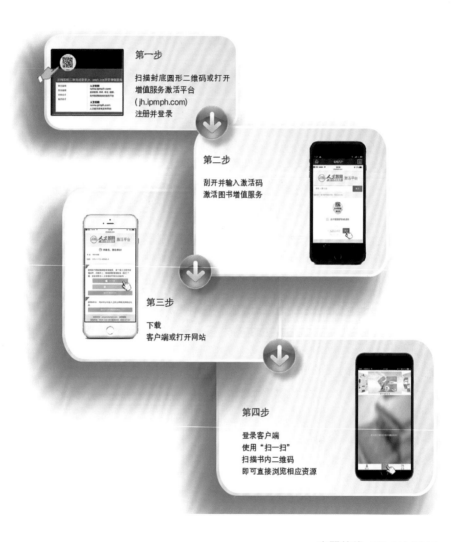

**第一步**

扫描封底圆形二维码或打开
增值服务激活平台
（jh.ipmph.com）
注册并登录

**第二步**

刮开并输入激活码
激活图书增值服务

**第三步**

下载
客户端或打开网站

**第四步**

登录客户端
使用"扫一扫"
扫描书内二维码
即可直接浏览相应资源

客服热线：400-111-8166

55检